Krämer

**Alzheimer-Kranke
betreuen**

Günter Krämer

Alzheimer-Kranke betreuen

- Das Wichtigste über Umgang und Pflege
- Wie Angehörige mit der Situation besser zurechtkommen
- Mit vielen praktischen Tipps für den Alltag

2. Auflage

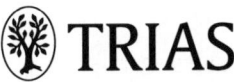

Die Deutsche Bibliothek –
CIP-Einheitsaufnahme

Ein Titeldatensatz für diese Publikation ist
bei Der Deutschen Bibliothek erhältlich.

Leserservice:

Wenn Sie Fragen oder Anregungen zu
diesem Buch haben, schreiben Sie uns an:
TRIAS Verlag
Postfach 30 11 07
D-70451 Stuttgart
oder besuchen Sie uns im Internet unter:
www.trias-gesundheit.de

Umschlaggestaltung:
Cyclus · Visuelle Kommunikation, Stuttgart

Bildnachweis:
S. 10, 24, 46, 84, 110: ZEFA
Umschlag vorn: Fridhelm Volk,
hinten: Stock Market

Lektorat:
Lektoratsbüro Kopal

Wichtiger Hinweis:
Wie jede Wissenschaft ist die Medizin ständigen Entwicklungen unterworfen. Forschung
und klinische Erfahrung erweitern unsere
Erkenntnisse, insbesondere was Behandlung
und medikamentöse Therapie anbelangt. Soweit in diesem Werk eine Dosierung oder eine
Applikation erwähnt wird, darf der Leser zwar
darauf vertrauen, dass Autoren, Herausgeber
und Verlag große Sorgfalt darauf verwandt
haben, dass diese Angabe **dem Wissens-
stand bei Fertigstellung des Werkes** entspricht.
Für Angaben über Dosierungsanweisungen
und Applikationsformen kann vom Autor und
Verlag jedoch keine Gewähr übernommen
werden. **Jeder Benutzer ist angehalten,** durch
sorgfältige Prüfung der Beipackzettel der verwendeten Präparate und gegebenenfalls
nach Konsultation eines Spezialisten festzu-
stellen, ob die dort gegebene Empfehlung für
Dosierungen oder die Beachtung von Kontra-
indikationen gegenüber der Angabe in diesem Buch abweicht. Eine solche Prüfung ist
besonders wichtig bei selten verwendeten
Präparaten oder solchen, die neu auf den
Markt gebracht worden sind. **Jede Dosierung
oder Applikation erfolgt auf eigene Gefahr
des Benutzers.** Autoren und Verlag appellie-
ren an jeden Benutzer, ihm etwa auffallende
Ungenauigkeiten dem Verlag mitzuteilen.

Dieses Buch wurde in der neuen
deutschen Rechtschreibung verfasst.

Gedruckt auf chlorfrei gebleichtem Papier

© 1995, 2001 Georg Thieme Verlag
Rüdigerstraße 14, D-70469 Stuttgart
Printed in Germany
Satz: Fotosatz H. Buck, Kumhausen
Druck: Gutmann, Talheim

ISBN 3-89373-599-2   1 2 3 4 5 6

Zu diesem Buch

»Sie ist zwar körperlich anwesend, aber geistig zunehmend abwesend«
(ein Betreuer über seine alzheimerkranke Frau)

Allein in den deutschsprachigen Ländern gibt es etwa eine Million Alzheimer-Kranke, die von schätzungsweise zwei Millionen Familienangehörigen und anderen Menschen betreut und gepflegt werden. Nicht nur aufgrund der weiter steigenden Lebenserwartung in den nächsten Jahrzehnten wird sowohl die Zahl der älteren Menschen mit einer Demenz als auch die der Betreuer weiter zunehmen. Die Betreuung und Pflege ist zu Beginn zwar noch nicht »rund um die Uhr« erforderlich, geht aber auch dann oft schon mit erheblichen Belastungen einher. Am Ende einer Entwicklung über wenige Jahre steht häufig das Gefühl, dass der Tag eigentlich 36 Stunden habe müsste, um den vielfältigen Anforderungen gerecht werden zu können. Oft leiden die Pflegenden und Betreuer unter den Folgen der Krankheit mehr als die Kranken selbst, für die ihre zunehmende Vergesslichkeit gleichermaßen Belastung und Erlösung sein kann.

Es ist gut möglich, dass Sie dieses Buch in die Hand genommen haben, weil Sie jemanden kennen oder sogar einen Familienangehörigen haben, der an der Alzheimer-Krankheit leidet oder bei dem dies vermutet wird. Sie sind deswegen besorgt oder ängstlich und machen sich Gedanken über die Zukunft? Vielleicht haben Sie sogar so manches Schreckliche über die Alzheimer-Krankheit gehört und können es überhaupt noch nicht fassen, dass auch Sie jetzt zumindest indirekt davon betroffen sind.

Es wäre mit Sicherheit falsch, Ihnen vorzumachen, es bestünde kein Grund zur Sorge. Es wäre aber ebenso falsch, wenn Sie deswegen davon ausgehen würden, dass die auf Sie zukommenden Probleme in jedem Fall unlösbar sind. Dieses Buch soll Ihnen dabei helfen, den Alltag mit Alzheimer-Kranken zu meistern.

In meinem ebenfalls bei Trias erschienenen Buch »Alzheimer-Krankheit« habe ich die Ursachen und Krankheitszeichen sowie die Untersuchungs- und Behandlungsmöglichkeiten dargestellt. Viele Leser dieses Buches und Besprechungen hatten mich darauf aufmerksam gemacht, dass eine Information und Hilfestellung bei den alltäglichen Problemen mindestens ebenso wichtig ist. Besonders deutlich wurde mir dies auch bei Fortbildungsseminaren mit Pflegenden und Betreuern. Daher ist aus diesem Themenbereich das vorliegende, eigenständige Buch entstanden.

Obwohl das vorliegende Buch über weite Strecken ernüchternd oder sogar beängstigend wirken mag, soll es Angehörigen sowie anderen Pflegenden, Betreuern und Bezugspersonen durch eine sachliche Information Mut für ihre schwere, aber dennoch in den allermeisten Fällen lohnende Aufgabe machen. Dabei stehen, nach einigen grundlegenden Informationen, erprobte und bewährte, praktische Ratschläge und konkrete Hilfestellungen im Mittelpunkt und sollen dabei helfen, das »Abenteuer Alzheimer« erfolgreich und für Pflegende und Gepflegte beziehungsweise Betreuer und Betreute befriedigend zu bestehen.

Ich habe darauf verzichtet, so genannte »geschlechtsneutrale« Formulierungen wie etwa »PatientIn« oder »Betreuer/in« zu verwenden. Im Buch vorwiegend gewählte Geschlechtsbezeichnungen wie »der Kranke« oder »der Betroffene« wurden lediglich der Einfachheit halber bzw. aus Gründen der besseren Lesbarkeit gewählt. Alle Angaben gelten – sofern nicht ausdrücklich auf das Gegenteil hingewiesen wird – selbstverständlich gleichermaßen für Männer und Frauen.

Dieses Buch verdankt seine Entstehung dem Kontakt zu Menschen und Angehörigen, die Alzheimer-Kranke pflegten und betreuten. Viele der mir dabei mitgeteilten Erfahrungen sind in den vorliegenden Text eingeflossen und können damit auch Dritten zugute kommen. Herr Richter Sonntag vom Amtsgericht Mainz gab für die erste Auflage wichtige Hinweise zu juristischen Fragen, speziell zu dem Betreuungsgesetz in Deutschland. Wie stets geht mein Dank nicht zuletzt auch wieder an meine Frau Doris sowie meine Tochter Judith und meinen Sohn Dirk, ohne deren Hilfe und Verständnis das Buch nicht geschrieben und aktualisiert worden wäre.

Für Ergänzungs- und Verbesserungsvorschläge bin ich nach wie vor dankbar.

Zürich, im Juni 2001   Günter Krämer

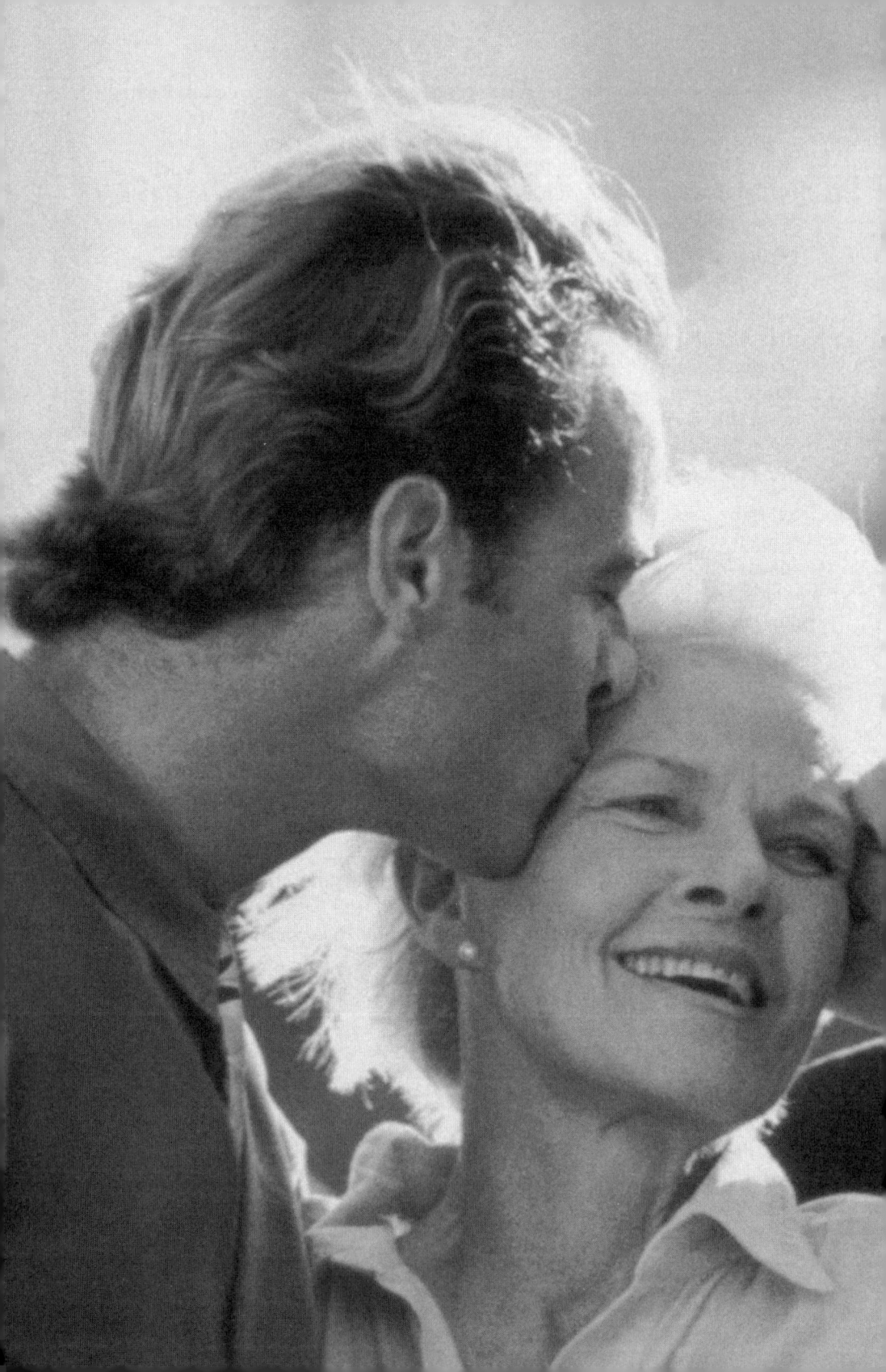

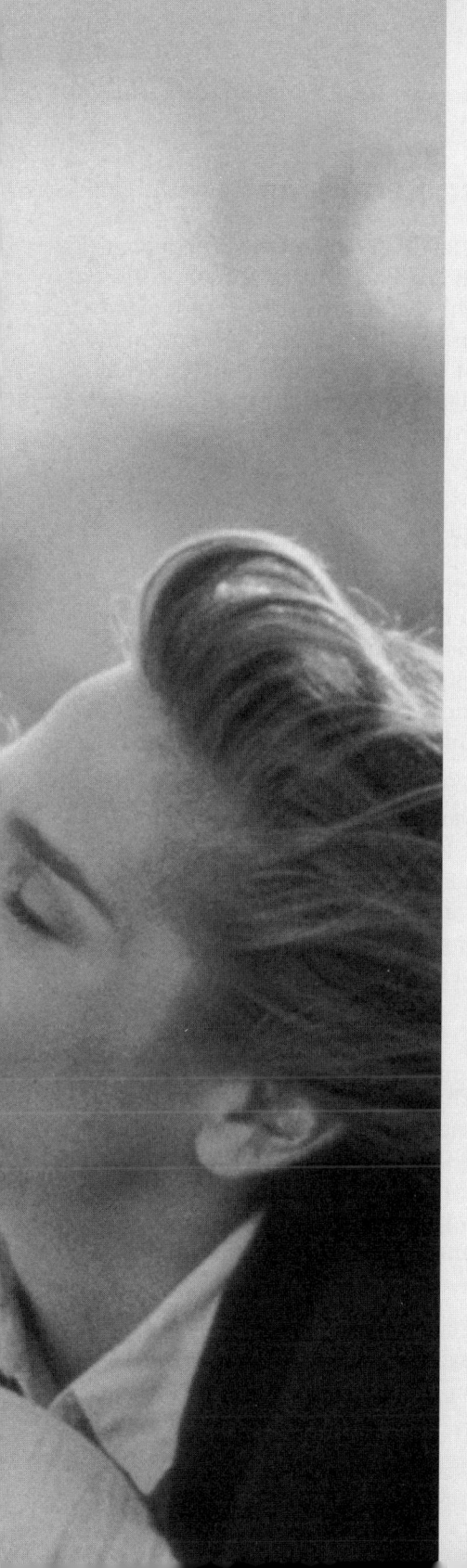

Diagnose Alzheimer – Und was nun?

Manchmal wie ein Hammerschlag, oft jedoch als Bestätigung eines Verdachts wird die Diagnose »Alzheimer« vom Betroffenen und seiner engsten Familie aufgenommen. Wie bei jeder unheilbaren Krankheit folgt der nüchternen Feststellung ein Aufruhr der Gefühle: Beim Kranken häufiger Entsetzen und Verzweiflung – bei den Angehörigen Trauer um die zu verlierende Person, Angst vor dem Ungewissen und Sorgen darüber, ob die eigene Belastbarkeit bei Pflege und seelischem Druck ausreicht. Wie geht man mit der neuen Situation um und was heißt es an »Alzheimer« erkrankt zu sein?

Allgemeines zur Pflege und Betreuung

Viel ist die Alzheimer-Krankheit in der letzten Zeit ins Gespräch gekommen, aber konkret weiß man eigentlich doch noch nicht allzu viel. Interessant, ja sogar lebenswichtig, werden die Informationen meist erst dann, wenn man unmittelbar betroffen ist. Gibt es Heilung? Kann man den Prozess aufhalten? Wie lange dauert es, bis der Patient zum Pflegefall wird? Muss ich mein Leben jetzt komplett umstellen und was kommt da auf mich zu? – Fragen, deren Beantwortung Grundstock für die neue Lebensplanung ist.

Was ist die Alzheimer-Krankheit?

Die Alzheimer-Krankheit ist eine ursächlich noch nicht geklärte Krankheit, die zu einem langsamen Nachlassen des Denkvermögens führt. Die Abnahme von Fähigkeiten wie sich zu erinnern, etwas Neues zu lernen, Entscheidungen zu treffen oder anderer geistiger Leistungen führt dazu, dass sich die Betroffenen nicht mehr richtig um sich selbst und andere kümmern und ihr eigenes Handeln nicht mehr sinnvoll steuern können.

Die Alzheimer-Krankheit kann vereinfachend auch als unaufhaltsam zunehmendes Hirnversagen bezeichnet werden. Dies betrifft aber nicht die für Atmung oder Kreislauf unmittelbar lebensnotwendigen Teile des Gehirns, sondern die »höheren« geistigen Funktionen, die in ihrer Gesamtheit das Denken ausmachen. Die Folge sind immer stärker werdende Störungen von Gedächtnis, Orientierung oder Erkennen, was ab einem gewissen Ausmaß in der medizinischen Fachsprache als Demenz bezeichnet wird.

Symptom für viele Krankheiten

Eine Demenz kommt allerdings bei sehr unterschiedlichen Erkrankungen und Störungen des Gehirns vor. Knapp die Hälfte aller Demenzen im höheren Lebensalter geht jedoch auf eine Alzheimer-Krankheit zurück und bei einem Teil der anderen Hälfte liegt neben anderen Erkrankungen wie einer Parkinson-Krankheit oder Durchblutungsstörungen des Gehirns, die ebenfalls zu einer Demenz führen können, auch noch eine Alzheimer-Krankheit vor.

Eine Alzheimer-Krankheit kann bei einer langsam zunehmenden Demenz erst nach Ausschluss anderer Ursachen festgestellt werden, was eine eingehende ärztliche Untersuchung voraussetzt. Meist sind dabei auch Spezialuntersuchungen des Gehirns wie ein EEG (Elektroenzephalogramm) oder MRT (Magnetresonanztomogramm) erforderlich.

PSDAT + SDAT = DAT

Bis vor etwa 30 Jahren wurde die Alzheimer-Krankheit auf Erkrankungen mit einem Beginn der Beschwerden vor dem 65. Lebensjahr begrenzt und als relativ seltene, präsenile Demenz vom Alzheimer-Typ (PSDAT) definiert. Diese vor dem höheren Lebensalter auftretende Verlaufsform ist tatsächlich weitaus seltener als die senile (SDAT). Beide werden jedoch heute unter dem für beide Formen geltenden Oberbegriff Demenz vom Alzheimer-Typ (DAT) zusammengefasst und im täglichen Umgang der Einfachheit halber als Alzheimer-Krankheit bezeichnet. Damit ist diese Erkrankung die mit Abstand häufigste Ursache für Demenz im höheren Lebensalter.

Die begriffliche Trennung zwischen den beiden Bezeichnungen wurde auch deshalb wieder aufgegeben, weil sich bei den Betroffenen weder Beschwerden noch Untersuchungsergebnisse in den unterschiedlichen Altersgruppen wesentlich unterschieden. Das Alter ist also kein Entscheidungskriterium für die Diagnose. Das heißt nicht unbedingt, dass es sich bei der Alzheimer-Krankheit um ein einheitliches Krankheitsbild mit immer gleicher Ursache sowie übereinstimmendem Beschwerdebild und Verlauf handelt.

Immer mehr Unterscheidungen

Im Gegenteil gibt es Hinweise dafür, dass es verschiedene Ursachen geben könnte und die Alzheimer-Krankheit möglicherweise nur eine mehr oder weniger einheitliche Ausdrucksform verschiedener Grundkrankheiten ist, die sich dahinter verbergen. Zusätzlich wurden in den letzten Jahren auch immer mehr andere Demenz-Krankheiten wie die Lewykörperchen-Demenz oder die frontotemporale Demenz abgegrenzt, die sich zumindest in späten Krankheitsstadien allein aufgrund der Beschwerden kaum von der Alzheimer-Krankheit unterscheiden lassen.

Wie macht sich die Krankheit bemerkbar?

Obwohl der Verlauf sehr unterschiedlich ist, steht immer die zunehmende Vergesslichkeit als führendes Krankheitszeichen im Vordergrund. Anfangs betrifft dies nur Kleinigkeiten und unwichtige Dinge, zuletzt aber das Erkennen nächster Angehöriger oder sogar des eigenen Spiegelbilds.

Die ersten Zeichen einer Alzheimer-Krankheit bleiben oft über lange Zeit weitgehend unbemerkt oder fallen nur den Betroffenen selbst auf:

Das Denken wird zunehmend langsamer, umständlich und inhaltlich eingeengt. Abhängig vom Stadium der Krankheit werden schwierige Sachverhalte zum Problem und auch die Bedeutung eines Sprichworts wie »Was Hänschen nicht lernt, lernt Hans nimmermehr« stößt auf Unverständnis und Erklärungsnot.

Alzheimer-Kranke verstehen den Sinngehalt vieler Wörter nicht mehr und können schwierige Begriffe auch nicht mehr verdeutlichen. Es kommt zunehmend zu Problemen, sich etwas vorzustellen oder Erklärungen zu folgen.

Verlust der Logik

Ein geordnetes, schlussfolgerndes Denken in größeren Zusammenhängen ist schon früh nicht mehr möglich. Das Urteilsvermögen schwindet und beeinträchtigt damit sowohl die Planung persönlicher und beruflicher Angelegenheiten als auch das Lösen von Alltagsproblemen: So werden verkehrsreiche Straßen überquert, ohne auf herannahende Autos zu achten oder fremde Menschen werden so selbstverständlich in die Wohnung gelassen, als seien es Angehörige. Es kommt immer mehr zu einem unangemessen sorglosen Verhalten, das gelegentlich auch zu einer Gefährdung der Betroffenen oder Dritter führen kann.

Viele Kranke werden immer unkritischer, sowohl bezüglich ihrer Selbsteinschätzung als auch im Hinblick auf die Beurteilung anderer Menschen und Dinge. Während anfangs nur das Lösen von Problemen Schwierigkeiten bereitet, werden bald auch vermeintlich einfache Aufgaben wie »welche Krawatte passt zu welchem Hemd?« oder »ist genug Salz in der Suppe?« nicht mehr bewältigt. Dies gilt besonders dann, wenn es sich nicht um Einzelaufgaben handelt, sondern mehrere Dinge gleichzeitig beachtet werden müssen. Bei der Pflege und Betreuung der Kranken muss auf diese Tatsachen Rücksicht genommen werden.

Die vom Stadium der Krankheit abhängigen Denk- und Verhaltensstörungen der Betroffenen sind in Tabelle 1 zusammengestellt.

● **Tab. 1: Denk- und Verhaltensstörungen von Alzheimer-Kranken**

Stadium	Störungen
Frühstadium	Fehlende Spontaneität, leichte Verlangsamung Bevorzugen von Vertrautem und Meiden von Neuem Beginnende Vergesslichkeit, Unaufmerksamkeit Orientierungsstörungen in ungewohnter Umgebung Unentschlossenheit, Zögerlichkeit
Fortgeschrittenes Stadium	Deutliche Verlangsamung (Denken, Sprechen und Handeln) Zunehmende Vergesslichkeit auch für Wichtiges Mit Wortfindungsstörungen beginnende Sprachstörungen Kein Rechnen mehr möglich Orientierungsstörungen in bekannter Umgebung Vernachlässigen der Körperpflege Vernachlässigen finanzieller Angelegenheiten
Spätstadium	Schwere Vergesslichkeit auch für längere Zeit Zurück- liegendes und Namen enger Angehöriger Körperpflege nur mit Hilfe möglich Verhaltensauffälligkeiten einschließlich Weglaufen Störungen der Kontrolle der Blasen- und Darmentleerung
Endstadium	Gang- und Haltungsstörungen, Bettlägerigkeit Völlige Pflegeabhängigkeit Kaum noch Kontakt zur Umwelt Fehlende Kontrolle der Blasen- und Darmentleerung

Wie reagieren Betroffene auf ihre Krankheit?

Viele Alzheimer-Kranke verheimlichen jahrelang die ersten Krankheitszeichen, die ihnen auch selbst auffallen. Spätestens bei deutlichen Gedächtnisstörungen merken auch sie, dass mit ihnen etwas nicht stimmt. Dies zeigt sich immer wieder an Tagebuchaufzeichnungen aus Zeiten lange vor der Diagnosestellung. Oft versuchen die Betroffenen, die durch ihre zunehmende Vergesslichkeit bedingten Probleme zu »überspielen«. Wenn sie schon immer eine eher lustige Art hatten und redegewandt waren, gelingt ihnen das oft erstaunlich gut und lange. Sie antworten ausweichend, mit allgemeinen Redewendungen oder führen einleuchtende Entschuldigungen an, warum ihnen momentan etwas nicht einfällt.

Schließlich fallen die stetig zunehmenden Störungen jedoch auch anderen Menschen auf. Besteht eine ausgeprägte Vergesslichkeit und wird diese von den Betroffenen abgestritten, ist es höchste Zeit für die Angehörigen, sich ernsthaft Gedanken zu machen. Diese Phase der Krankheit ist für Betroffene sicher mit am belastendsten. Ein wohlmeinendes »Darüber-Hinwegsehen« hilft ihnen dann kaum, sondern verwirrt sie eher noch mehr. Erst sehr viel später – in der Regel nach einigen Jahren – bekommen sie ihre dann noch viel stärkeren Einschränkungen und Ausfälle selbst nicht mehr mit.

Das Verhalten der Betroffenen zu Beginn ihrer zunehmenden Probleme ist so unterschiedlich wie ihre früheren Reaktionen auf sonstige gesundheitliche oder auch berufliche Schwierigkeiten. Manche werden eher reizbar, andere ängstlich oder auch niedergeschlagen. Nicht selten ziehen sich die Betroffenen auch mehr und mehr zurück und vermeiden selbst Kontakte mit nahen Angehörigen und Freunden. Nur ein kleiner Teil der Alzheimer-Kranken wirkt zumindest äußerlich immer weitgehend glücklich und zufrieden.

Für die Einstellung vieler Menschen und der Öffentlichkeit ist ein Verhalten wie das des ehemaligen amerikanischen Präsidenten Ronald Reagan von unschätzbarem Wert. Nachdem seine Ärzte bei ihm diese Diagnose gestellt hatten, veröffentlichte er im November 1994 den folgenden Brief. Für das öffentliche Bewusstsein wäre es gut, wenn sich auch in Deutschland mehr bekannte Menschen derart offen verhalten würden.

Liebe Landsleute

Vor kurzem habe ich erfahren, dass ich, wie Millionen anderer Amerikaner, an der Alzheimer-Krankheit leide. (Meine Frau) Nancy und ich mussten uns entscheiden, ob wir diese Tatsache als private Angelegenheit betrachten oder sie in der Öffentlichkeit bekannt machen sollten.

Als Nancy vor einigen Jahren an Brustkrebs litt und ich mich einer Krebsoperation unterziehen musste, hat dank unserer offenen Bekanntgabe in der Bevölkerung eine Bewusstseinsbildung stattgefunden. Die Zahl der Krebs-Vorsorgeuntersuchungen ist beträchtlich angestiegen. Viele Menschen konnten in einem Frühstadium behandelt werden und anschließend ein normales, gesundes Leben führen.

Aufgrund dieser Erfahrung verspüren wir auch heute das Bedürfnis, die Nachricht meiner Erkrankung mit Ihnen zu teilen. Wir hoffen, dass dadurch die Alzheimer-Krankheit bekannter wird und das Verständnis für die Betroffenen und ihre Familien wächst. Im Moment fühle ich mich sehr gut. Ich beab-

sichtige, die Jahre, die mir Gott auf dieser Erde noch schenkt, so zu gestalten wie bisher. Ich werde weiterhin mit meiner geliebten Nancy und meiner Familie zusammenleben, viel Zeit in der freien Natur verbringen und den Kontakt zu meinen Freunden und Anhängern aufrechterhalten.

Je weiter die Alzheimer-Krankheit fortschreitet, desto schwerer wird die Bürde für die Familie der Patienten. Ich wünschte mir nur, ich könnte Nancy diese schmerzliche Erfahrung ersparen. Mit Ihrer Unterstützung wird sie ihr Schicksal jedoch voller Mut und Vertrauen tragen.

Liebe Landsleute, ich danke Ihnen für die große Ehre, die mir zuteil wurde, Ihnen als Präsident dienen zu dürfen. Wenn der Tag kommt, an dem Gott mich zu sich ruft, gehe ich mit inniger Liebe zu diesem Land und einem unerschütterlichen Glauben an seine Zukunft.

Ich beginne nun die Reise, die mich zum Sonnenuntergang meines Lebens führt, in der Gewissheit, dass über Amerika immer wieder ein strahlender Morgen heraufdämmern wird.

Dank, meine Freunde, Gott segne Sie!
Ronald Reagan

Wann und wie sollen Kranke informiert werden?

Ob und wie Betroffene über ihre Alzheimer-Krankheit bzw. einen entsprechenden Verdacht aufgeklärt werden sollen, wird sehr unterschiedlich beurteilt und gehandhabt. Manche halten das Verschweigen der Diagnose für barmherziger. Dies kann sowohl die Auffassung der Angehörigen als auch der Ärzte sein, die sich vielleicht mehr auf Drängen der Angehörigen als auf Wunsch der Kranken ein Bild von deren Krankheit gemacht haben.

Rechtlich ist es ganz eindeutig so, dass ein Arzt ohne Einverständnis der Betroffenen noch nicht einmal mit ihren Angehörigen – auch nicht dem Ehe- oder Lebenspartner – sprechen darf. Die weit verbreitete Praxis, Partner und Angehörige ohne weiteres sowohl zu befragen als auch zu informieren, ist streng genommen nicht zulässig. Beides sollte nur mit Einverständnis und in Absprache mit den Betroffenen geschehen, auch damit es – gerade zu Beginn der Beschwerden – nicht zu einem Vertrauensverlust zwischen Arzt und Kranken kommt.

Individuelle Entscheidung

Wann und in welchem Ausmaß Betroffene aufgeklärt werden, hängt nicht nur von der Art und Schwere der jeweiligen Störungen, sondern auch von den Besonderheiten jedes einzelnen Menschen ab. Dabei spielt neben der beruflichen und privaten Situation auch das Vorhandensein von Hilfsmöglichkeiten eine große Rolle. Wie bei vielen anderen Leiden wissen oder ahnen die meisten Kranken ohnehin, dass bei ihnen etwas nicht stimmt.

Viele informieren sich auch von sich aus und heute ist es gar nicht mehr so selten, dass Menschen mit Gedächtnis- und anderen Hirnleistungsstörungen vor ihrem Hausarzt oder ihren Angehörigen an die Möglichkeit einer Alzheimer-Krankheit denken. Eine offene Information und Bestätigung kann dann durchaus auch eine Erleichterung für Betroffene sein, die manchmal schon befürchtet haben, »verrückt« zu werden.

Nur soviel Aufklärung, wie der Patient will

Auch wenn es oft, gerade zu Beginn, selbst für Fachleute nur möglich ist eine Verdachtsdiagnose zu äußern, ist ein Beschwichtigen, Belügen, Verleugnen oder Nennen von Verlegenheitsdiagnosen wie »Erschöpfungszustand« oder »Durchblutungsstörungen« meist nicht im Interesse der Erkrankten. Eine mögliche Vorgehensweise ist, dass der Arzt den Kranken nach seiner Untersuchung fragt, ob er Fragen zu seinem Leiden hat. Wenn dies verneint wird, besteht keine Notwendigkeit, weitere Informationen aufzudrängen oder die Wahrheit »aufzuzwingen«.

Werden aber Fragen gestellt, kann z.B. zunächst die Auskunft gegeben werden, dass eine neurologische Krankheit vorliegt, die mit einer Beeinträchtigung von Gedächtnis und Denken einhergeht. Wenn die Kranken dann weiter nachfragen und z.B. wissen wollen, um welche neurologische Krankheit es sich handelt, sollte gegebenenfalls auch der Verdacht auf eine Alzheimer-Krankheit mitgeteilt werden. Wenn sie wissen möchten, wie es weitergeht, kann ihnen erklärt werden, dass die Krankheit über Jahre hinweg nur sehr langsam fortschreitet und nicht mit plötzlichen Verschlechterungen zu rechnen ist.

Leben vorher regeln

Befragungen älterer Menschen haben ergeben, dass über 90 Prozent möglichst früh bei Verdacht aufgeklärt werden wollen. Die rechtzeitige Planung finanzieller und persönlicher Angelegenheiten und das Bedürfnis nach Bestätigung der Diagnose durch weitere Untersuchungen wurden als häufigste Gründe angegeben. Wenn gewartet wird, bis die Diagnose »Alzheimer-Krankheit« weitgehend sicher ist, sind die Störungen so weit fortgeschritten, dass die Betroffenen selbst keine wichtigen Entscheidungen mehr treffen können.

Obwohl auch Angehörige von Alzheimer-Kranken dies für sich selbst so sehen, spricht sich paradoxerweise bei Befragungen meist die Mehrheit von ihnen gegen eine Information der Betroffenen aus. Auch Psychiater in Schottland gaben 1998 in einer Fragebogenaktion an, dass sie mehr als die Hälfte ihrer Alzheimer-Patienten über den Befund im Unklaren lassen. Die Frage der Aufklärung weist deutliche Parallelen zur früheren Vorgehensweise bei Krebskranken auf. Während noch Anfang der 60er-Jahre 90 Prozent der Ärzte und fast alle Angehörigen dafür waren, den Betroffenen die Diagnose zu verschweigen, hat sich diese Haltung inzwischen jedoch ins Gegenteil verkehrt.

Was können Alzheimer-Kranke (noch) leisten?

Mit der zunehmenden Einschränkung der geistigen Funktionen nimmt die Leistungs- und Arbeitsfähigkeit der Alzheimer-Kranken ab (Tab. 2). Dies betrifft sehr bald auch die Fähigkeit, für sich selbst zu sorgen. Dabei gehen die entsprechenden Kenntnisse und Fertigkeiten in etwa in der umgekehrten Reihenfolge verloren, in der sie früher gelernt wurden. Am Anfang stehen oft Probleme im Beruf bei der Ausführung komplizierter Aufgaben, im Haushalt beim Kochen, Einkaufen oder Regeln finanzieller Angelegenheiten.

Später sind die Kranken nicht mehr in der Lage, passende Kleidungsstücke auszusuchen oder von alleine ausreichend auf ihre Körperpflege zu achten. Schließlich können sie sich auch nicht mehr alleine an- und ausziehen und benötigen Hilfe bei der Körperpflege sowie beim Gang zur Toilette. Am Ende verlieren sie die Kontrolle über die Ausscheidung von Harn und Stuhlgang und können teilweise auch nicht mehr gehen.

Trotz der nachlassenden Leistungsfähigkeit sollen die Betroffenen nicht zu früh als hilflos betrachtet und wie Kleinkinder behandelt werden. Mit der sofortigen Abnahme aller Aufgaben erweist man ihnen keinen Dienst. Auch für Alzheimer-Kranke sind Erfolgserlebnisse wichtig und sie möchten sich wie die meisten Menschen gerne nützlich machen. Die Bezugspersonen müssen ihre Anforderungen jedoch in Ausmaß und Geschwindigkeit an die Krankheit anpassen.

● **Tab. 2: Liste zur Überprüfung der Leistungsfähigkeit im Alltag**

Tätigkeit	nicht gestört	leicht gestört	Kontrolle erforderlich	Hilfe nötig	völlig abhängig
Aufstehen und Zubettgehen					
Zähneputzen					
Waschen/Duschen/Baden					
Toilettenbenutzung/ Blasen-/Darmentleerung					
An- und Auskleiden					
Versorgen des Haushalts					
Nahrungszubereitung/ Kochen					
Umgang mit Geld					
Einkaufen					
Nahrungsaufnahme (Essen/Trinken)					
Einnahme von Medika- menten					
Gehen/Stehen/ Treppensteigen					
Spazierengehen					
Öffentliche Verkehrsmittel benutzen					
Telefonieren					
Hobbys (z. B. Wandern, Musizieren etc.)					

Sinnvoll ist es, solch eine Kontrollliste über die Einschränkungen der Leistungsfähigkeit von Zeit zu Zeit auszufüllen. So können die Betreuer den Verlauf objektiv
beobachten.

Im Beruf die Konsequenzen ziehen

Eine Berufstätigkeit ist höchstens nur noch zu Beginn möglich und auch dann meist nur, wenn Kollegen die zunehmenden Fehler ausgleichen oder Vorgesetzte aus Rücksicht immer einfachere Aufgaben zuteilen. Vorübergehend können Hilfsmittel wie Notizzettel oder ein Diktiergerät ein nachlassendes Gedächtnis unterstützen. Die Rente sollte eingeleitet werden, bevor es wiederholt zu peinlichen Situationen gekommen ist, auch wenn dies belastend und mit finanziellen Einbußen verbunden sein kann. Beamte sind mit der Diagnosestellung dienstunfähig. Auch Selbstständige sollten sich aus verantwortlichen Stellungen zurückziehen bevor z. B. finanzielle Fehlentscheidungen nicht mehr gutzumachen sind.

Welche Erwartungen und Einschätzungen sind falsch?

Mit zunehmender Dauer der Krankheit müssen die Betreuer ihre Erwartungen an die Leistungsfähigkeit von Alzheimer-Kranken immer mehr zurückschrauben. Vom Erkennen und Akzeptieren dieser Tatsache sollten sie sich auch durch vermeintlich vorübergehende Besserungen nicht abhalten lassen.

Obwohl vielen Alzheimer-Kranken äußerlich lange Zeit nichts Besonderes anzumerken ist, nimmt ihre Leistungsfähigkeit mit der Zeit immer mehr ab. Dabei wird ihr Verhalten mit zunehmender Krankheitsdauer immer weniger vorhersehbar und kann sich oft plötzlich ändern.

Auch ohne Einsatz der inzwischen zur Verfügung stehenden Medikamente sind zwar vorübergehende Besserungen möglich, dies ändert aber langfristig nichts an dem Krankheitsverlauf. Letztlich müssen Pflegende und Betreuer mit zunehmenden Problemen rechnen und ihre Erwartungen und ihr Verhalten daran anpassen.

● Tab. 3: Falsche und richtige Erwartungen (nach Oliver und Bock)

Falsche Erwartung/ Einschätzung	Richtige Erwartung/ Einschätzung
Die Kranken sehen gut aus, also muss es ihnen auch gut gehen	Das äußere Erscheinungsbild hat nichts mit der Leistungsfähigkeit des Gehirns zu tun
Die Kranken erleben ihre zweite Kindheit	Die Kranken sind zunehmend demente Erwachsene
Ihr Verhalten sollte etwas gleichbleibender und vorhersagbarer sein	Ihr Verhalten wird immer wechselhafter und unvorhersehbarer werden
Wenn die Kranken nur wollten, könnten sie mehr leisten	Die Störungen der Kranken gehen nicht auf einen mangelnden Willen, sondern auf Veränderungen am Gehirn zurück
Manchmal können die Kranken etwas, kurze Zeit später aber nicht mehr	Das Verhalten und die Fähigkeiten der Kranken kann sich von Tag zu Tag oder sogar von Minute zu Minute ändern, wo bei auch kurzfristige Besserungen möglich sind
Die Kranken tun gewisse Dinge mit Absicht, um die Betreuer zu ärgern	Die Kranken sind überhaupt nicht mehr in der Lage, irgendwelche Absichten zu haben und in Handlungen umzusetzen; sie haben keine Kontrolle mehr über ihr Verhalten
Die Kranken sollten nie wieder diese fürchterlichen Dinge tun	Sie werden es wieder tun! Sie haben es schon früher getan und werden es mit großer Wahrscheinlichkeit auch in Zukunft wieder tun, wenn ihnen nicht noch etwas Schlimmeres einfällt
Das Verhalten der Kranken kann die Betreuer fast verrückt machen	Manche Betreuer machen sich durch ihr eigenes Verhalten fast verrückt; die Kranken können ihr Verhalten nicht an die Krankheit anpassen, aber die Betreuer

Wer pflegt und betreut Alzheimer-Kranke?

Nur 25 Prozent der Alzheimer-Kranken leben in einem Alters- oder Pflegeheim bzw. in einer alters- oder gerontopsychiatrischen Langzeitabteilung eines Krankenhauses. Den Großteil, nämlich 75 Prozent, betreuen nähere Familienangehörige wie Ehepartner und Kinder oder andere Familienangehörige zu Hause (Abb. 1). Wegen der häufigeren Berufstätigkeit von Männern sind dies bei Kindern meist Töchter oder Schwiegertöchter, sehr viel seltener Geschwister und andere Angehörige.

Gelegentliche Unterstützung bekommen die Hauptbetreuer manchmal von anderen Verwandten als Nebenbetreuer.

Das Alter der betreuenden Menschen schwankt in einem Bereich von 20 bis zu über 80 Jahren erheblich. Betreuende Partner sind wegen ihres meist ebenfalls höheren Alters in der Regel nicht mehr berufstätig; bei Töchtern oder Schwiegertöchtern kann dies aber durchaus anders aussehen.

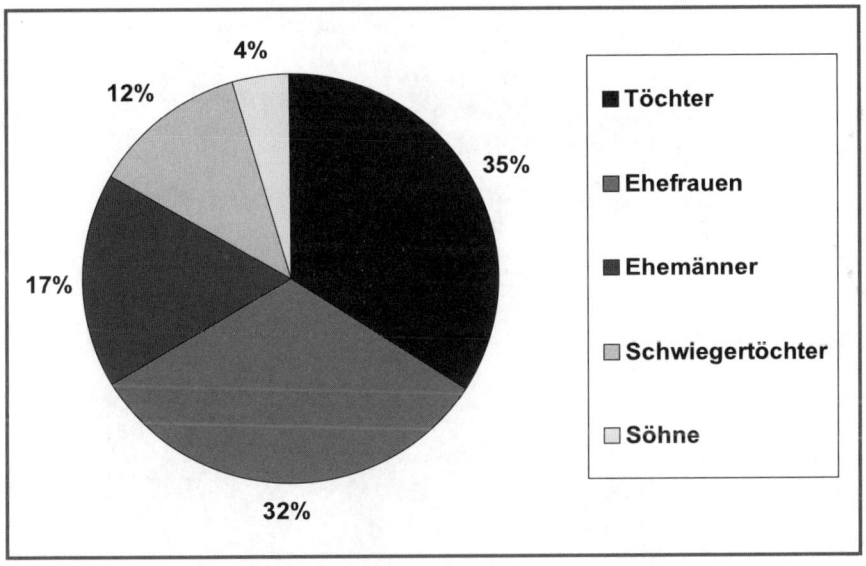

Abb. 1: Betreuer von Alzheimer-Kranken zu Hause.

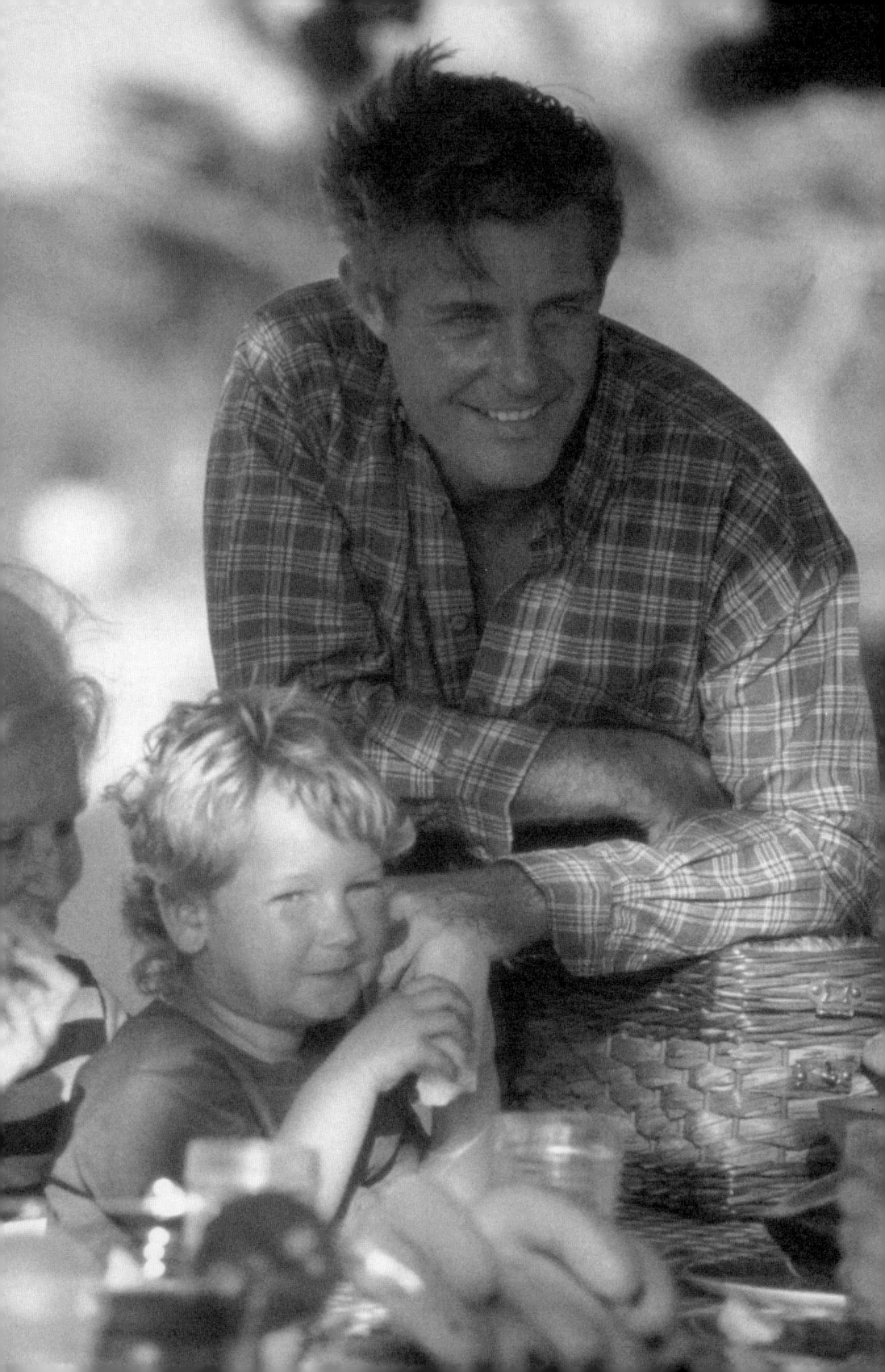

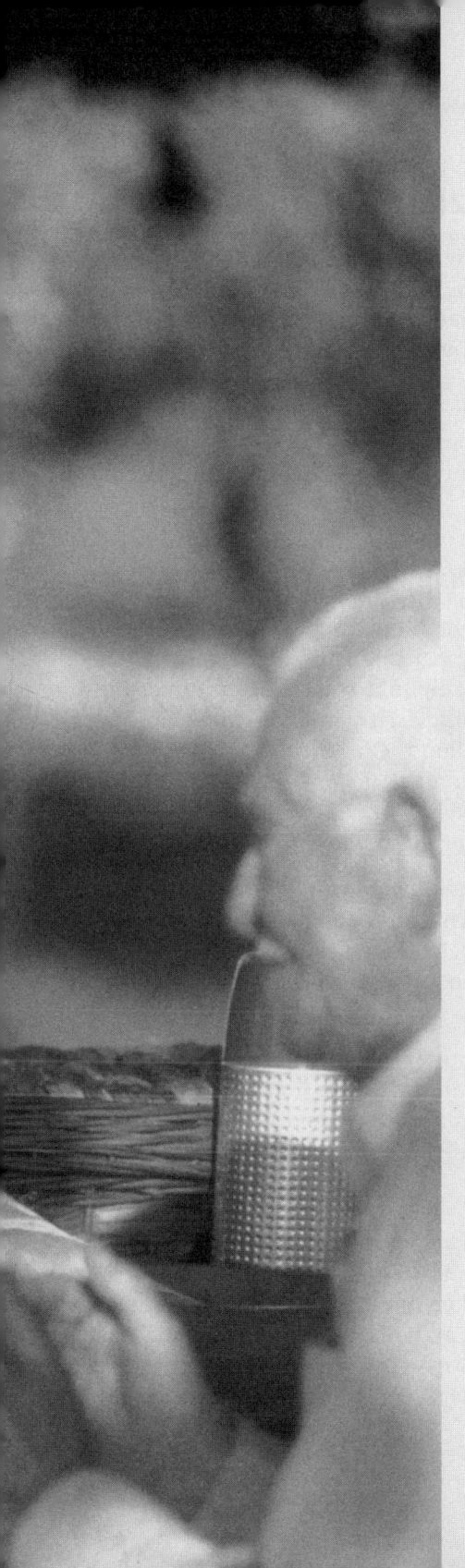

Belastbarkeit und ihre Grenzen

Im Gegensatz zu dem häufig zu hörenden Vorurteil, dass viele alte Menschen von ihren Kindern und Angehörigen aus Bequemlichkeit sehr früh in ein Heim »abgeschoben« würden, ist es tatsächlich viel häufiger so, dass Betreuer über Jahre hinweg weit über die Grenzen ihrer zumutbaren Belastung hinausgehen, um die Kranken in ihrer gewohnten Umgebung belassen zu können. Eigene Bedürfnisse werden dabei zurückgeschraubt, Emotionen unterdrückt und oft gehen auch Familien und Freundschaften in die Brüche. Aber auch pflegende Angehörige haben ein Recht auf Eigenleben!

Psychischer Druck und soziale Konflikte

Aus der Sicht der Pflegenden und Betreuenden bedeutet die Alzheimer-Krankheit die Gewissheit, dass die Zukunft nur noch den ratenweisen Abschied von einer geliebten Persönlichkeit bringt – derzeit noch ohne Hoffnung auf wesentliche Besserung. Diese Erkenntnis ist psychisch oft sehr belastend. Dazu kommt, dass die z.T. anstrengende Pflegeleistung vom sozialen Umfeld, sogar von der Familie unterschätzt wird. Spannungen im engsten Kreis und schwere Konflikte verschärfen die Situation und vermitteln das Gefühl, in der Verantwortung allein gelassen worden zu sein.

Wie gehen Angehörige mit der Diagnose um?

Es gibt kein einheitliches und allgemeingültiges Schema, wie Familienangehörige, Betreuer und andere Bezugspersonen auf die Diagnose einer Alzheimer-Krankheit reagieren. Im Mittelpunkt steht jedoch immer die gefühlsmäßige Belastung durch die Vielzahl der damit verbundenen Verluste und der Ungewissheit für die Zukunft. Obwohl die Kranken nach wie vor leben und lange Zeit auch durchaus liebenswert sein können, verlieren Lebensgefährten nach und nach dennoch in weiten Bereichen ihre Partner und Kinder ihre Mutter oder ihren Vater.

Gerade Ehe- oder sonstige Lebenspartner wollen die Fähigkeiten von Kranken unter Umständen zunächst nicht infrage stellen und verharmlosen die Beschwerden ebenso wie die Betroffenen selbst. Später sind sie dann manchmal so verzweifelt und fühlen sich so allein gelassen, dass sie von den Kranken als lebenden Toten sprechen.

Für Kinder von Alzheimer-Kranken kann die Pflege der Eltern zu einer der schwierigsten Herausforderung in ihrem Leben überhaupt werden, zumal dann, wenn sie vielleicht aus ihrer Kindheit und Jugend nicht immer nur gute Erinnerungen an diese haben.

Eigene Konflikte unterordnen

Sich selbst zurückzunehmen wird dann auch für die Kinder zwingend, da alte Streitigkeiten und Fehler auch einmal vergessen und vergeben werden müssen, um einen Alzheimer-Kranken über lange Zeit gut pflegen zu können. Dies betrifft nicht nur die krankheitsbedingten Probleme mit dem zunehmenden Nachlassen der geistigen Leistungsfähigkeit, sondern auch das Verhalten der Kranken in der Vergangenheit, also beispiels-

Belastungsfaktoren für Angehörige:

Schwerwiegende Verluste bei pflegenden Betreuern

- Verlust eines Partners, Elternteils, Großelternteils etc.
- Verlust eines Gesprächspartners, mit dem Sorgen und Freuden des Lebens geteilt werden können
- Verlust an Unterstützung, Anerkennung, Bewunderung, Zuneigung
- Verlust von eigenen und gemeinsamen Plänen und Hoffnungen für die Zukunft
  - Weiterführung oder (Wieder-)Aufnahme einer Berufstätigkeit
  - Vertiefung von Hobbys (nachdem z. B. die Kinder außer Haus sind)
- Verlust an Leben in der Gemeinschaft:
  - Kino-, Theater- oder Konzertbesuche
  - Essen in Restaurants oder Teilnahme an Feiern, Partys etc.
- Verlust an Mobilität
  - Urlaubsreisen
  - Sonstige Fahrten (zu Verwandten und Freunden)
- Verlust an finanzieller Sicherheit und Unabhängigkeit
  - Einkommen, sofern Kranke noch berufstätig waren
  - Rente, bei Heimunterbringung
  - Eigenleistung für die Pflegekosten
- Verlust an Möglichkeiten der Selbstverwirklichung (eigene Interessen und Hobbys)

weise eine sehr strenge und unnachsichtige Erziehung der Kinder. Pflegende Kinder sollten nicht der Versuchung erliegen, sich jetzt für Fehler ihrer Eltern an ihnen zu rächen.

Verzicht und Entbehrungen im Alltag, dabei den zunehmenden körperlichen und geistigen Verfall des Familienmitglieds vor Augen, machen die Bewältigung der neuen Lebensumstände für die Betreuer nicht einfach. Langsam und in kleinen Schritten lässt man den Schmerz und die Angst vor der Zukunft an sich heran. Typischerweise verläuft die Umstellung auf die neue Lebenssituation, die ja alle Bereiche berührt, in mehreren Phasen oder Stadien, bis es am Ende zur Akzeptanz gekommen ist (Tab. 4).

● **Tab. 4: Stadien der Diagnose-Bewältigung**

Stadium	Beschreibung
Verleugnen	Die Diagnose wird nicht geglaubt und es wird nicht darüber gesprochen (»Es ist alles in Ordnung«)
Übertrieben starkes Engagieren	Versuch, Ausfälle mehr als auszugleichen; vor allem bei Partnern zu beobachten
Wut und Ärger	Erkennen der Aussichtslosigkeit im Hinblick auf eine Heilung, Verärgerung über zunehmend »unangemessenes« Verhalten der Kranken
Schuldgefühle	oft als Reaktion auf Wut und Ärger, häufiger auch Ausdruck vorbestehender Beziehungsprobleme
Akzeptieren	am Ende eines manchmal verzweifelten Kampfes; Bewusstwerden, dass Alzheimer-Kranke nicht mehr die vertrauten Menschen von früher sind, sondern in ihrer eigenen und manchmal kaum zugänglichen Welt leben

Welche Verhaltensweisen und Probleme belasten am meisten?

Erfahrungsgemäß verursachen einige Verhaltensweisen im Verlauf einer Alzheimer-Krankheit besonders häufig Probleme im familiären Zusammenleben. Dies trifft z. B. auf den Rückzug vieler Betroffener zu, die den ganzen Tag über entweder nur noch herumsitzen oder ziellos umherlaufen bzw. Angehörigen nachlaufen.

Sie äußern oder verfolgen ihre früheren Interessen nicht mehr, unterhalten sich kaum noch mit anderen Familienmitgliedern und nehmen auch sonst zunehmend weniger am Alltag teil. Dies verursacht bei manchen Angehörigen ein Gefühl des Versagens und der Unfähigkeit, mit dem Kranken richtig umgehen zu können.

Ein weiteres, recht häufig zu familiären Problemen führendes Verhalten von Alzheimer-Kranken besteht in einer unter Umständen sehr rasch wechselnden Stimmungslage mit aus Sicht der Gesunden unberechtigten Aggressionen und Beschuldigungen. Viele Angehörige reagieren darauf mehr oder weniger enttäuscht, ärgerlich und ablehnend.

Belastungsfaktoren für Angehörige :

Probleme für die Betreuer

Alle Betreuer:
- Verlust eines Menschen
- Rollenverlust durch Änderung der Persönlichkeit
- Auswirkungen auf das Zusammenleben
- Hoffnungslosigkeit
- Angst vor übergroßer Beanspruchung, da zu wenig Zeit und Energie für eigene Bedürfnisse bleibt
- Angst vor Ablehnung durch andere Menschen
- Zweifel anderer Menschen an der Schwere der Erkrankung
- Finanzielle Probleme
- Peinliche Situationen durch das Verhalten der Kranken

Hauptbetreuer:
- Angst und Sorge, selbst zu erkranken und deshalb die Kranken nicht mehr versorgen zu können; besonders bei pflegenden Partnern
- zu wenig Unterstützung durch andere Angehörige und Menschen
- unterschiedliche Erwartungen an die Möglichkeiten der Betreuung
- unterschiedliche Auffassungen über die Frage einer Heimunterbringung

Nebenbetreuer
- Unterschiedliche Auffassungen über die Art der Betreuung
- Gefühl, dass die Belastungen der Betreuung unter den Angehörigen ungleichmäßig verteilt sind

Als Gründe für eine Heimunterbringung (siehe S. 77) werden von Angehörigen, neben der allgemeinen Überforderung durch die vielfältigen Belastungen der Betreuung, schließlich am häufigsten unkontrolliertes Wasserlassen und Verschmieren von Kot, ungerechtfertigte Beschimpfungen, Störungen beim Essen sowie aggressives Verhalten und Umherlaufen genannt.

Wie ist die Leistungsfähigkeit der Pflegenden und Betreuer?

Viele Betreuer haben aufgrund ihres fortgeschrittenen Alters selbst gesundheitliche Probleme. Wenn diese mit einer Einschränkung der körperlichen oder geistigen Leistungsfähigkeit einhergehen, werden die Schwierigkeiten bei der Pflege zwangsläufig verschärft. Oft müssen Alzheimer-Kranke nämlich mehr oder weniger überwacht werden und benötigen bei vielen Aktivitäten im Alltag Hilfe und tatkräftige Unterstützung. Eine weitgehend erhaltene, körperliche und geistige Leistungsfähigkeit der Betreuer ist dabei Voraussetzung.

Die nüchterne und realistische Betrachtung und Bewertung der Leistungsfähigkeit der Betreuer von Alzheimer-Kranken ist nicht nur zu Beginn der Krankheit wichtig, sondern sollte auch im weiteren Verlauf regelmäßig erfolgen. Bei noch relativ geringen Störungen am Anfang einer Alzheimer-Krankheit kann der Partner trotz eigener gesundheitlicher Probleme die Betreuung unter Umständen noch gewährleisten. Kommt es dann aber bei den Kranken zu immer schwerwiegenderen Ausfällen, kann dies rasch anders aussehen.

Im fortgeschrittenen Stadium der Alzheimer-Krankheit ist der Pflegeaufwand von einzelnen Angehörigen ohnehin auch dann kaum mehr zu erbringen, wenn sie selbst völlig gesund sind. Spätestens dann wird der zusätzliche Einsatz von professionellen Pflegehilfen fast immer erforderlich, um dem Gefühl des »Ausgebranntseins«, dem »Burnout-Syndrom« mit völliger Erschöpfung vorzubeugen.

Obwohl zahlreiche Möglichkeiten zur Verfügung stehen und sie selbst längst die Grenzen ihrer Leistungsfähigkeit erreicht oder sogar überschritten haben, wollen manche Pflegenden erstaunlicherweise keine Hilfe annehmen. Dabei spielen ganz unterschiedliche Gründe eine Rolle, von denen einige hier genannt seien:

- »Ich schaffe das alleine«,
- »Wenn ich Hilfe annehme, gebe ich damit zu, dass ich versagt habe«,
- »Der Kranke ist an mich gewöhnt und will nur von mir gepflegt werden«,
- »Ich will keine fremden Leute in meiner Wohnung haben« oder
- »Das Pflegegeld verdiene ich mir selbst«.

Wie reagiert die Familie darauf?

Durch eine Alzheimer-Krankheit kommt es in einer Familie häufig zu einer Umkehr der bisherigen Rollenverteilung und damit zur Übernahme neuer Aufgaben. Das kann zu Schwierigkeiten führen. Erkrankt zum Beispiel ein Mann, der seine Frau bisher von allen finanziellen Angelegenheiten fern gehalten hat, muss diese sich erst einmal mühsam in Steuer-, Versicherungs- und ähnliche Fragen einarbeiten. Umgekehrt fällt es den

● **Tab. 5: Checkliste für Betreuer zur Überprüfung der eigenen Leistungsfähigkeit**

Tätigkeit	problemlos möglich	weitgehend möglich	kaum möglich	unmöglich
Anheben des Kranken aus dem Bett				
Körperpflege des Kranken Waschen Duschen/Baden Toilettenbenutzung				
Pflege bei Störungen der Blasen-/Darmentleerung (Intimpflege)				
An- und Auskleiden der Kranken				
Umgang mit Geld				
Einkaufen gehen				
Versorgen des Haushalts				
Nahrungszubereitung/ Kochen				
Nahrungsaufnahme der Kranken kontrollieren (Essen/Trinken)				
Medikamenteneinnahme der Kranken kontrollieren				
Auto fahren (Arztbesuche etc.)				
Öffentliche Verkehrsmittel benutzen				
Schlaf/Nachtruhe				

meisten Männern schwer, sich um das Einkaufen und Kochen oder die Wäsche zu kümmern.

Im Alltag drängen sich die Kranken durch ihr Verhalten zunehmend in den Vordergrund der Familie. Oft sind größere Änderungen wie z. B. ein Räumen oder Tauschen von Zimmern oder teure Anschaffungen für neue Einrichtungsgegenstände erforderlich und der ganze Tagesablauf muss mehr oder weniger auf die Betroffenen ausgerichtet werden. Zusätzlich kann es zu erheblichen persönlichen Spannungen kommen.

Keine Zeit mehr für die Familie

Wenn z. B. eine Frau ihre erkrankte Mutter pflegt, kann dies zu Auseinandersetzungen mit dem eigenen Partner und den Kindern führen, die sich vernachlässigt fühlen können: »Meine Frau hat keine Zeit mehr für mich« oder »Mama kümmert sich nur noch um die Oma«. Dabei sind unter Umständen auch schon längere Zeit bestehende Probleme zwischen den verschiedenen Familien bzw. gegenüber Schwiegereltern von Bedeutung (»Du musst dich zwischen mir und deiner Mutter entscheiden«).

Auch die Übernahme der körperlichen Pflege von älteren Menschen muss erst gelernt werden, besonders das Eindringen in die Intimsphäre der Kranken beim An- und Ausziehen, Duschen oder Baden sowie bei einer Inkontinenzpflege. Viele Angehörige werden dies früher bei ihren Kindern problemlos bewältigt haben. Es ist aber etwas ganz Anderes, wenn die eigene Mutter oder der eigene Vater so zu pflegen ist. Viele Menschen hatten als Kind immer mehr oder weniger großen Respekt und Ehrfurcht vor ihren Eltern, andere haben sie bewundert oder auch gefürchtet. Jetzt können sie nicht ohne weiteres damit umgehen, dass sie ihnen völlig ausgeliefert sind.

Peinlich für beide Seiten

Den Kranken kann diese neue Art und Weise der Beziehung zueinander genauso unangenehm sein wie den pflegenden Angehörigen. Derartige Umstellungen können besonders für Menschen schwierig sein, die bisher immer bestimmt haben und jetzt selbst immer hilfsbedürftiger werden. Dies führt nicht selten sowohl zu einem Verleugnen und Vertuschen der eigenen Fehler als auch zu vermehrten Schuldzuweisungen gegenüber den gesunden Familienmitgliedern.

Häufiger wird gesagt, Alzheimer-Kranke würden schließlich zu den Kindern ihrer eigenen Kinder und manchmal werden sie auch so behandelt. Trotz vieler ähnlicher Verhaltensweisen bestehen aber große Unterschiede zwischen Kindern und Alzheimer-Kranken. Eine 80-jährige demente Frau kann sich zwar unter Umständen an vieles nicht mehr erinnern, sie hat aber dennoch in ihrem Leben viele Erfahrungen und Enttäuschungen gesammelt und z. B. völlig andere Träume und Hoffnungen als ein kleines Kind. Es kann zwar sein, dass man mit ihr wie mit einem Kind sprechen muss, sie sollte aber dennoch als Erwachsener geachtet werden.

Wer sollte wann von der Krankheit erfahren?

Wer wann etwas über die Krankheit erfahren soll, hängt nicht zuletzt von der Beziehung zu den einzelnen Menschen ab. In aller Regel sollten aber diejenigen Personen, die den Kranken häufiger begegnen, relativ bald informiert werden. Dieser Schritt kostet zwar die meisten Angehörigen einige Überwindung, ist aber dennoch mittel- und langfristig fast immer günstiger als ein Verheimlichen. Nur ganz am Anfang, wenn die Diagnose noch nicht ausreichend sicher ist und die Beschwerden noch vergleichsweise gering sind, ist eine solche Information noch nicht erforderlich. Auch dann kann sie aber schon günstig sein, z. B. um der Fehleinschätzung vorzubeugen, die Kranken würden von den Angehörigen zu sehr bevormundet.

Kinder und Jugendliche

Vor größeren Kindern und Jugendlichen innerhalb der Familie lassen sich die krankheitsbedingten Probleme ohnehin kaum verheimlichen. Manche Eltern sagen ihren Kindern lange Zeit oder überhaupt nie die Wahrheit und erzählen ihnen von irgendwelchen anderen Krankheiten. Es kommt sogar vor, dass sie die in Heimen lebenden Kranken regelrecht vor ihren Kindern »abschirmen« und sie nur alleine besuchen.

Die Alzheimer-Krankheit eines im gleichen Haushalt lebenden Großelternteils hat gerade auch für die Kinder erhebliche Auswirkungen, die z. B. darin bestehen, dass mit den Eltern weniger oder keine gemeinsamen Ferien- und Urlaubsreisen mehr unternommen werden. Hinzu kommt häufiger noch die Scham, jetzt einen vermeintlich »Verrückten« in der Familie zu haben. Kinder laden deswegen unter Umständen keine Freunde mehr ein.

Kindern sollte man frühzeitig die Besonderheiten der Alzheimer-Krankheit erklären und ihnen damit ermöglichen, dies auch gegenüber ihren Freundinnen und Freunden zu tun.

Das Alter berücksichtigen

Kleinere Kinder gehen meist einfacher und problemloser mit der Vergesslichkeit und den sonstigen Störungen von Alzheimer-Kranken um als größere Kinder und Teenager. Für sie ist alles im Leben noch einfach so, wie es eben ist und wird nicht andauernd mit irgendwelchen Normen und Erwartungen verglichen. Wenn die Oma oder der Opa etwas komisch sprechen oder auch ihre Namen nicht mehr richtig wissen, stört sie das nicht sonderlich. Hauptsache, sie haben Zeit für sie und spielen mit ihnen.

Bei größeren Kindern und Jugendlichen verlangt es schon weitaus mehr Verständnis und Fähigkeit zur Rücksichtnahme, wenn sie z. B. ihren Freundinnen und Freunden erklären sollen, warum ihr Opa plötzlich mit herunterhängender Hose von der Toilette kommt und komisch redet. Selbst wenn Eltern darin kein besonderes Problem sehen, muss dies keineswegs auch für Teenager gelten. Mädchen in diesem Alter können zusätzlich davor Angst haben, alleine mit einem kranken Opa zu bleiben.

Freunde, Bekannte und Nachbarn

Spätestens beim Auftreten von Verhaltensstörungen wie z. B. Weglaufen oder anderen Auffälligkeiten in der Öffentlichkeit ist es ohnehin praktisch unumgänglich, die Mitmenschen aufzuklären. Mitmenschen, die über die Krankheit von Betroffenen Bescheid wissen, werden ihnen mit mehr Verständnis begegnen und über ein Verhalten wie Nichtgrüßen oder falsche Antworten auf gestellte Fragen weder erstaunt noch erbost sein.

Informierte Nachbarn und Freunde sind meist auch hilfsbereiter, wenn es um ein vorübergehendes Aufpassen oder andere Möglichkeiten einer Unterstützung bzw. Entlastung geht. Wenn sie von der Krankheit und den dadurch bedingten Verhaltensänderungen wissen, sind auch Bekannte häufiger zu einem Aufrechterhalten einer Beziehung bereit und können besser mit den damit verbundenen Belastungen umgehen.

Nur auf eigenen Wunsch

Dies ist auch deswegen wichtig, weil die Hauptbetreuer unbedingt darauf achten müssen, inner- und außerhalb der Familie Unterstützungsmöglichkeiten zu erkennen und in Anspruch zu nehmen. Der Zeitpunkt der Information von Freunden, Bekannten und Nachbarn sollte aber stets von der Familie und nicht von wohlmeinenden »Außenstehenden« bestimmt werden.

Die Alzheimer-Krankheit ist nicht ansteckend und stellt auch sonst keine Gefahr für andere Menschen dar. Obwohl es den Anschein haben kann, hat sie auch nichts mit Verrücktheit oder Geisteskrankheit zu tun. Es gibt keinerlei Grund, sich eines kranken Angehörigen zu schämen oder diesen dauernd zu Hause zu verstecken. Solange wie möglich sollten Alzheimer-Kranke zum Einkaufen oder sonstigen Erledigungen mitgenommen

werden. Auch Essengehen in Gaststätten oder das Besuchen von Gottesdiensten, Museen oder sonstigen Veranstaltungen gelingt anfangs oft
weitgehend problemlos.

Mit Peinlichkeiten leben lernen

Selbst wenn es zu Problemen in der Öffentlichkeit kommt, sollte nicht zu
rasch wegen hochgezogener Augenbrauen oder Kopfschütteln einiger
verständnisloser Mitmenschen aufgegeben werden. Allerdings erfordert
es viel Selbstbewusstsein und eine »dicke Haut« von Angehörigen, wenn
die Kranken z. B. in einer Gaststätte die Tischmanieren nicht mehr ausreichend beachten oder nicht mehr alleine auf die Toilette gehen können.

Welche Rolle spielen Verwandte?

Unwissen, Vorurteilen und mangelnder Hilfsbereitschaft sind Pflegende
und Hauptbetreuer nicht nur in ihrer direkten Umgebung ausgesetzt,
sondern es mangelt auch bei den sonstigen Verwandten meist am nöti-
gen Verständnis. Diese betrachten die ganze Problematik mehr oder weniger »aus der Ferne« und lassen die Hauptbetreuer weitgehend allein.
Das hindert sie aber häufig nicht daran, trotz fehlender eigener Kenntnis
oder Erfahrung, wohlmeinende Tipps und Ratschläge abzugeben oder die
Betreuer auf vermeintliche Fehler hinzuweisen.

Gerade solche Verwandte, die die Kranken nur selten besuchen und die
tatsächlichen Probleme im Alltag nie miterleben, bezweifeln oft die
Schwere der Krankheit und die mit ihr verbundenen Schwierigkeiten.
Wenn sie mit den Kranken telefonieren, antworten diese oft mit Floskeln
oder Redensarten, weshalb nicht sofort auffällt, dass sie überhaupt nicht
wissen, um was es geht. Zudem gibt es sehr unterschiedliche Einschät-
zungen und Erwartungen an das Ausmaß und die Art der Pflege, gerade
auch im Hinblick auf die Unterbringung in einem Pflegeheim.

Aufgaben gerecht verteilen

Der oder die Hauptbetreuer sollten frühzeitig eine Art Familienkonfe-
renz einberufen, in der die Aufgaben in der Familie klar und nicht nur
dauerhaft einseitig verteilt werden. So kann schon frühzeitig festgelegt
werden, wer in welcher Reihenfolge und Häufigkeit die Betreuung übernimmt, wenn die Hauptbetreuer einmal in Urlaub fahren oder aus anderen Gründen verhindert sind.

Betreuer äußern häufiger berechtigte Wut und Ärger wegen des Verhaltens von Mitmenschen einschließlich von Verwandten wie etwa »Warum kümmern sich meine Geschwister nie um unsere Mutter und überlassen mir das ganze Problem?«. Manche dieser Angehörigen halten weitere Besuche auch für sinnlos, wenn die Kranken sie nicht mehr erkennen bzw. richtig beim Namen nennen können.

Antennen für liebevolle Zuwendung

Der Besuch von Angehörigen, Freunden oder Nachbarn ist für Alzheimer-Kranke sinnvoll und wichtig, um Gefühle von Verbundenheit und Dazugehörigkeit zu erhalten. Den Betroffenen selbst fehlt zwar in späteren Stadien ihrer Krankheit der Antrieb und die Kraft, um bestehende, freundschaftliche Beziehungen und Bekanntschaften aufrechtzuerhalten, nichtsdestoweniger freuen sie sich, wie jeder Mensch, über Interesse an ihrer Person, soziale Kontakte und auch Abwechslung.

Selbst wenn die Kranken ihre Angehörigen oder Freunde von einst schließlich nicht mehr erkennen oder ihre Namen nicht mehr wissen, können ihre Gefühle oft aber dennoch aus ihrem Verhalten abgelesen werden. Und da lässt sich fast immer feststellen, wie sehr sie es schätzen, wenn ein ihnen nahestehender Mensch bei ihnen ist und sich liebevoll um sie bemüht.

Oft dient das fehlende Erkennen der Kranken aber ganz einfach in erster Linie ihrer Bequemlichkeit, weil sie dann eine gute Ausrede haben, nicht mehr kommen zu müssen.

Der Umgang mit den Gefühlen

Tag für Tag da zu sein, die Alltagsroutine in ständiger Habacht-Stellung vor neuen Überraschungen zu absolvieren und dies ohne Anerkennung für die ganzen Verzichte – da kann es schon vorkommen, dass so manche Gefühle hochkochen: Ärger und Wut auf Verhaltensweisen des Kranken, Unzufriedenheit über die eigenen Unzulänglichkeiten, Enttäuschungen bei vermeintlichen Rückschritten bis hin zur Depression als Zeichen der Aussichtslosigkeit oder Überarbeitung. Aber die Krankheit kann auch zärtliche Gefühle für den zu Pflegenden, behutsame Annäherung in bisher verstandesbetonten Beziehungen und innigere Verbundenheit mit sich bringen und Momente des Glücks bescheren.

Welche positiven Empfindungen werden geweckt?

Trotz aller Belastungen und Nachteile kann eine Alzheimer-Krankheit auch einige günstige oder positive Auswirkungen haben. Besonders bei früher eher rein verstandesmäßig und gefühlsmäßig »kalt« bzw. distanziert erschienenen Menschen kommt es häufig vor, dass die verstandesmäßigen Schranken abgebaut werden, die ein Äußern ihrer Gefühle früher verhindert haben. Viele Alzheimer-Kranke zeigen z.B. ihre Zuneigung spontaner als früher, auch wenn dies in späteren Phasen mehr über Körpersprache und -kontakte als mit sprachlichen Mitteln erfolgt. Manche Kranke werden ausgeglichener, unbeschwerter und fröhlicher.

Im Hier und im Jetzt

Auch wenn es zunächst schwer fällt zu glauben, kann selbst die zunehmende Vergesslichkeit der Kranken ihre positiven Seiten haben. So wer-

---

Positive Auswirkungen bei der Alzheimer-Krankheit

- Viele Kranke werden gefühlvoller und zeigen ihre Zuneigung und Liebe gegenüber Angehörigen deutlicher als früher.
- Fehler werden rasch vergessen (vergeben).
- Bei manchen Kranken sieht es zumindest so aus, als ob sie ihren »inneren Frieden« finden, was ihnen zuvor weniger gelungen ist:
  - sie werden ausgeglichener
  - manche werden fröhlicher
- Alzheimer-Kranken gegenüber braucht man sich nicht zu verstellen
- Man wird immer so akzeptiert, wie man gerade ist und sich fühlt

den eventuelle Auseinandersetzungen und Streitigkeiten den Betreuern nie »nachgetragen«, sondern sind krankheitsbedingt schnell vergessen und vergeben. In fortgeschrittenen Phasen ist jeder Tag mit einem Alzheimer-Kranken ein neuer Tag, an dem alles wieder von vorne losgeht.

Dürfen Ärger und Enttäuschung auch einmal gezeigt werden?

Pflegende und Betreuer dürfen durchaus einmal enttäuscht und verärgert sein und dies dann auch zeigen. Das manchmal in der Öffentlichkeit allzu stark idealisierte Bild der pflegenden Angehörigen, die ihre ganze Kraft für die Kranken opfern und auf alle eigenen Wünsche verzichten, ist falsch und gefährlich. Gefühle wie Erschöpfung, Wut und Ärger sind bei der Pflege von Alzheimer-Kranken normal. Es ist besser, sie auch den Kranken gegenüber einmal zu äußern als sie immer nur in sich hineinzufressen.

Im Zweifelsfall ist es auch gesünder, Kranke einmal kurz »anzuschnauzen« als sie für ihr Fehlverhalten mit versteckten Aggressionen zu bestrafen. Ausdruck dafür kann z.B. eine – von den Betroffenen abgelehnte – noch intensivere Pflege mit noch häufigerem Waschen sein. Ein kurzer und sofort wieder vergessener Wutausbruch ist deshalb günstiger und weniger schädlich.

Drahtseilakt für die Nerven

Immer wieder dieselben Fragen zu stellen, den ganzen Tag keinen Schritt von der Seite zu weichen, nachts stundenlang unruhig zu sein, Hilfsangebote als überflüssig oder gar als Bedrohung abzuweisen und um sich zu schlagen, kurz nach einem Toilettengang einzunässen, all dies sind Situationen, die verständlicherweise zu Ärger und Enttäuschung führen können und die Nerven stark belasten. Einzeln können sie noch verkraftet werden, kommt es aber innerhalb kurzer Zeit zu einer Häufung, kann es einfach zu viel werden.

Viele Menschen sind so erzogen worden, dass sie meinen, Gefühle wie Ärger oder Wut dürften sie speziell in Gegenwart von Kranken nicht zeigen. Sie lassen sich und andere glauben, es mache ihnen alles nichts aus, sie seien immer ruhig und ausgeglichen. Innerlich »kochen« sie aber und irgendwann kommt es dann zur »Explosion«. Diese kann so heftig sein, dass sie völlig die Beherrschung verlieren und Kranke packen, schütteln oder sogar schlagen.

Vor der Explosion Dampf ablassen

Es ist besser, es gar nicht erst zu solchen Situationen kommen zu lassen. Gefühle wie Wut und Ärger sollten von den Betreuern vor sich selbst und anderen Menschen zugelassen und bei Bedarf mit anderen Familienmitgliedern oder Außenstehenden besprochen werden. Oft hilft auch ein kurzes Weggehen wie ein Spaziergang weiter. Stets sollte jedoch berücksichtigt werden, dass es keine bewusste Böswilligkeit der Kranken ist, sondern dass die Ursache dafür in den Veränderungen im Gehirn der Betroffenen liegt.

Kommt es häufig zu Schuldgefühlen?

Ja, dies ist sehr oft der Fall. Jeder Mensch sucht bei Krisen oder belastenden Situationen nach einer Ursache oder Erklärung. Oft haben pflegende Angehörige den Kranken in gesunden Zeiten versprochen, sie lebenslang zu betreuen und nie »in ein Heim zu stecken«. Im Verlauf einer Alzheimer-Krankheit tritt dann aber oft in Anbetracht der immer häufiger notwendig werdenden Versorgung rund um die Uhr eine zunehmende Überforderung ein: Verhaltensstörungen einschließlich unberechtigter Verdächtigungen und Vorwürfe, Schlafstörungen, Weglaufen und nicht zuletzt auch pflegerische Probleme wie Inkontinenz sprengen die eigenen Kapazitäten.

Es ist dann völlig normal und keine Schande, sich die Grenzen des eigenen Leistungsvermögens einzugestehen, zunehmend Hilfe von Außenstehenden anzunehmen und gegebenenfalls auch nach einem geeigneten Heimplatz zu suchen. Man muss es ja nicht gleich so machen wie viele unsere Politiker, die »ihr Geschwätz von gestern nicht mehr stört« (Konrad Adenauer), aber geänderte Bedingungen erfordern einfach auch neue Lösungen!

Zweifel an sich selbst

Darüber hinaus sind viele Angehörige davon überzeugt, dass äußere Umstände wie ein Umzug oder die Berentung einschließlich ihres eigenen Verhaltens – vielleicht haben sie selbst sehr auf den Umzug oder eine vorzeitige Berentung gedrängt – eine wesentliche Rolle spielen. Dies kann dann zu Selbstvorwürfen führen im Sinn von »Warum habe ich das bloß gemacht?«, »Es könnte uns jetzt so gut gehen« etc. ...

Auch im Alltag gibt es zahlreiche Möglichkeiten für betreuende Angehörige, sich schuldig zu fühlen: »Hätte ich das mit dem Arztbesuch nicht besser an einem anderen Tag machen sollen?«, »War es wirklich nötig, dass ich mich wegen der schmutzigen Kleider so aufgeregt habe?«, »Warum habe ich es bloß nicht geschafft, dass wir rechtzeitig zur Toilette kamen?« oder »Wie konnte ich nur denken, dass es vielleicht besser wäre, sie wäre endlich tot?« sind einige Beispiele dafür.

Versagensängste bei Entlastung

Viele Angehörige entwickeln besonders dann Schuldgefühle, wenn sie die Kranken für eine gewisse Zeit in Tageskliniken sowie für kurze Zeit oder auf Dauer in ein Pflegeheim bringen. Manchmal mischen sich zusätzlich Außenstehende ein, die zwar meist keinerlei Ahnung vom Ausmaß der alltäglichen Belastungen haben, aber dennoch die Meinung vertreten, normalerweise müsse die Pflege doch innerhalb der Familie zu gewährleisten sein, zumal es sich doch immer um einen so liebenswürdigen Menschen gehandelt habe.

Es gibt auch Kranke, die etwa noch selbst sagen können »Ich war immer für euch da. Jetzt tut Ihr mir so etwas an!«. Dies führt dann häufig zu Selbstvorwürfen und Schuldgefühlen »Warum schaffe ich das nicht?«, »Ich bin ein Versager, weil ich damit nicht zurechtkomme« etc. … Schuldgefühle können ihre Ursache auch in den persönlichen Beziehungen vor Beginn der Alzheimer-Krankheit haben. So gibt es Eltern, die ihre Kinder immer spüren ließen, dass sie sich eigentlich mehr von ihnen erwartet hatten oder Ehepartner, die ihre Probleme seit jeher dem anderen in die Schuhe geschoben haben.

Wenn der Tod Entlastung bringt

Meist wird das mit dem Tod eines Kranken einhergehende Gefühl einer Entlastung und Erleichterung aber besonders von solchen Angehörigen als schuldhaft erlebt, die wirklich alles ihnen mögliche für den Kranken getan haben. In der weit überwiegenden Mehrzahl sind Schuldgefühle bei Betreuern von Alzheimer-Kranken völlig unberechtigt.

Wie steht es um die Eigeninteressen der Betreuer?

Pflegende und Betreuer dürfen nicht nur, sondern sollen – auch im Interesse der Kranken – unbedingt auch immer wieder einmal an sich selbst denken, Freizeit und Urlaub inbegriffen. Oft vergessen sie sich und ihre Interessen nämlich zunehmend, weil sie immer mehr für die Kranken mitdenken und sich auf diese konzentrieren müssen. Pflegende und Betreuer, die sich nicht ausreichend Zeit für sich selbst nehmen, überschät-

● **Tab. 6: Falsche und richtige Bewertungen zu Schuldgefühlen (nach Oliver und Bock)**

Falsche Bewertung	Richtige Bewertung
Ich müsste mir mehr Mühe geben	Ich tue mit meinen Möglichkeiten und unter den gegebenen Umständen mein Bestes; sofern möglich, will ich versuchen, noch mehr zu tun
Ich sollte mich viel besser auskennen und weniger Fehler machen	Ich bin auch nur ein Mensch und nicht fehlerfrei; niemand ist perfekt und nur wer nichts tut, macht keine Fehler
Ich dürfte niemals böse auf den Kranken sein, was auch immer er tut	Es ist völlig normal, wenn ich gelegentlich auch einmal böse auf den Kranken bin
Ich müsste mich noch viel mehr um den Kranken kümmern und meine eigenen Bedürfnisse zurückstellen	Es ist weder sinnvoll noch gut, wenn ich mich als Märtyrer aufopfere, um den Kranken zu pflegen; unter den gegebenen Umständen tue ich mein Bestes; sofern möglich, will ich versuchen, noch mehr zu tun
Ich sollte in der Lage sein, für alle Probleme eine angemessene Lösung zu finden	Es ist völlig normal, dass ich nicht immer für alle Probleme sofort eine Lösung habe

zen ihre eigene Leistungsfähigkeit und Belastbarkeit und sind meist rasch mit ihrer Kraft am Ende.

Wenn sie dann auch noch Überlastungsgefühle und -reaktionen nicht ernst nehmen, brechen sie früher oder später häufig völlig zusammen oder fühlen sich plötzlich gänzlich »ausgebrannt«. Es ist ein falscher Stolz, zu glauben, man könnte als einzelner Mensch mit allen Problemen der Betreuung eines Alzheimer-Kranken fertig werden! Ein »gesunder Egoismus« ist für pflegende Angehörige ein wichtiger Selbstschutz, der zum Erhalten der Kraft erforderlich ist.

Opferrolle – das falsche Ideal

Es ist auch höchste Zeit, am antiquierten – aber dennoch gängigen – Ideal eines Angehörigen zu rütteln, der, unter Aufgabe aller eigenen Wünsche und Ansprüche an das Leben, in der Pflege aufgeht. Ein zu selbstloses Aufopfern ist nicht nur für den Betreuer in aller Regel ungünstig, sondern schadet letztlich auch den Kranken: Viele »schwierige« Verhaltensweisen von Alzheimer-Kranken haben ihre Ursache in überforderten Betreuern. Pflegende Angehörige sollten daher unbedingt darauf achten, dass sie auch ihre eigenen Interessen wahrnehmen.

Oft wird zwar von vielen Seiten ein dauernder und hoher Erwartungsdruck gegenüber den Pflegenden geäußert. Sie hören viele wohlgemeinte Ratschläge in- und außerhalb der Familie, ohne dass ihnen aber auch nur annähernd so viele Angebote zur tatsächlichen, teilweisen oder vorübergehenden Entlastung gemacht werden. Die Grenzen der eigenen Belastbarkeit müssen jedoch unbedingt erkannt, ernst genommen und Konsequenzen daraus gezogen werden (Tab. 6).

Was tun bei Depressionen und psychischen Störungen?

Sehr häufig kommt es bei Bezugspersonen von Alzheimer-Kranken zu psychischen oder psychosomatischen Störungen wie Depressionen, Kopfschmerzen oder Magen-Darm-Beschwerden. Die Kraftreserven neigen sich dem Ende und die Seele fordert auf diese Weise die vermehrte Beachtung der eigenen Person. Aber auch dies wird wegen der ganz im Vordergrund stehenden Krankheit der Betroffenen lange Zeit nicht eingestanden oder verdrängt und auch von Ärzten wird meist zu wenig darauf geachtet.

Psychologischer Teufelskreislauf

Mit dem Fortschreiten der Krankheit und der zunehmenden Veränderung der Kranken wird es für die Angehörigen immer schwerer die Grundzüge des ehemals liebenswürdigen Menschen zu erkennen. Manche Bezugspersonen sehen in den Betroffenen dann nur noch einen mehr oder weniger fremden Bedürftigen oder eine Sache, die es routinemäßig und gewissermaßen mechanisch zu versorgen gilt. Eine emotionale Abstumpfung kann zwar die Betreuung erleichtern, aber auch zusätzliche Schuld- und Verpflichtungsgefühle hervorrufen.

Hilfeschrei!

Physische Erschöpfung, psychosomatische Krankheiten und Depressionen sind die Folgen der andauernden Überlastung und der sozialen Isolation. Deshalb brauchen die Pflegenden selber dringend Hilfe, Halt und Unterstützung, um ihrer schwierigen Aufgabe über lange Zeit gerecht zu werden.

Denn gerade der Mensch mit depressiven Verstimmungen, auch infolge von Erschöpfung, sucht enge emotionale Beziehungen oder zumindest Resonanz auf sein Tun, um sein Selbstwertgefühl in dieser trostlosen Situation zu stärken. Mit noch größerem Leistungseinsatz und Schuldgefühlen bemüht er sich dann noch mehr, nicht zuletzt auch um ein bisschen mehr Zuwendung. Und genau die bekommt er von einem Alzheimer-Kranken im fortgeschrittenen Stadium nicht, auch wenn es sich um Mutter oder Vater handelt.

Unbedingt Hilfe erforderlich

Hier kommt den nichtpflegenden Familienangehörigen oder auch Nachbarn und Freunden eine besondere Rolle zu, die dann die Pflegenden vorübergehend unbedingt entlasten und ersetzen müssen. Auch der Besuch von Selbsthilfegruppen kann zum Auftanken der Batterien sinnvoll werden. Es kann auch durchaus einmal erforderlich sein, dass Betreuer und Pflegende wegen einer Depression selbst einer ärztlichen Behandlung bedürfen.

Welche Unterstützung bieten Selbsthilfegruppen?

Der Hauptnutzen von Angehörigen-Selbsthilfegruppen, Gesprächskreisen und sonstigen Beratungsgruppen ist die Möglichkeit für Angehörige und Betreuer, ihre alltäglichen, psychologischen und sozialen Probleme mit Menschen zu besprechen, die in derselben Situation wie sie selbst sind oder waren. Was es wirklich bedeutet, Tag für Tag einen alzheimerkranken Angehörigen zu pflegen und zu betreuen und dabei mehr oder weniger auf sich alleine gestellt zu sein, können nur Menschen beurteilen, die dies selbst erlebt haben.

Umso mehr hilft es zu wissen, wie andere Angehörige mit den gleichen Schwierigkeiten umgehen und wie sie diese verarbeiten. In einem persönlichen Erfahrungsaustausch können im Alltag erprobte praktische Anregungen und Ratschläge vermittelt werden. Andere Gruppenmitglieder können vielen Angehörigen auch am besten die Grenzen des Machbaren aufzeigen und zu einem Abbau von überhöhten Erwartungshaltungen und Schuldgefühlen beitragen.

Austausch und Kommunikation

In offener Atmosphäre können seelische Belastungen, einschließlich Schuldgefühle, Ärger und Enttäuschung geäußert und verarbeitet werden. Viele Angehörige tauschen in diesen Gruppen auch ihre Erfahrung mit einer unzureichenden und oft wenig interessierten ärztlichen Betreuung aus: »Ach wissen Sie, da kann man halt nichts machen!«. Außerdem sind die Treffen für viele Vollzeitpfleger die einzige Möglichkeit, gelegentlich einmal unter anderen Menschen zu sein oder neue kennen zu lernen. Besonders Angehörige, die sonst weitgehend auf sich alleine gestellt sind, freuen sich darüber, gelegentlich einmal ein »normales« Gespräch führen zu können.

Die durch Gruppenbesuche erzielte Entlastung gibt den Betreuern wieder neuen Mut und Kraft, was nachgewiesenermaßen zu einer selteneren oder späteren Heimunterbringung der erkrankten Angehörigen führt.

Abschreckung und Abhängigkeiten

Selbsthilfegruppen können aber auch Probleme mit sich bringen. Angehörige mit erst leicht gestörten Kranken können erschrecken, wenn sie von all den Problemen hören, die noch auf sie zukommen. Manche Menschen gehen nicht ohne weiteres aus sich heraus und sind nicht sofort in der Lage, mit Fremden über ihre persönlichen Probleme zu sprechen. Schließlich gibt es auch Selbsthilfegruppen, die sich als mehr oder weniger gleichwertigen Ersatz für eine ärztlich oder psychologisch geleitete Gruppen- oder Psychotherapie betrachten.

Manchmal entwickeln sich auch zu starke Abhängigkeiten von der Gruppe oder vom Leiter beziehungsweise der Leiterin. Bricht eine solche Gruppe dann z.B. wegen eines Todesfalls oder eines Umzugs auseinander, kann dies zu großen Problemen führen.

Diagnosen der »Experten«

Schließlich kann eine zunehmende Vertrautheit mit der Krankheit bei manchen Gruppenmitgliedern dazu führen, dass sie bei Freunden und Bekannten erste Zeichen einer vermeintlichen Alzheimer-Krankheit diagnostizieren und unter Umständen Behandlungen oder andere Maßnahmen vorschlagen, ohne dass zuvor eine angemessene ärztliche Untersuchung erfolgt ist. Auch andere Krankheiten wie z.B. Hirntumore können sich zunächst durch Gedächtnisstörungen und eine Verlangsamung bemerkbar machen.

Insgesamt sind Selbsthilfegruppen aber für viele Angehörige von Alzheimer-Kranken eine äußerst wichtige Möglichkeit der Entlastung. Entsprechende Listen mit Adressen und Telefonnummern sind bei den nationalen und regionalen Alzheimer-Gesellschaften erhältlich.

Vorteile von Alzheimer-Selbsthilfegruppen

- Verbesserte Selbstwahrnehmung der Pflegenden und Betreuer;
- Soziale Verstärkung als Entlastung;
- Vermeiden von Isolierung und ständigem Angebundensein;
- Möglichkeit, ohne Angst vor Unverständnis über die Krankheit und deren Auswirkungen auf das Leben zu reden;
- Gelegenheit für Angehörige, über ihre Ängste und Unsicherheiten zu sprechen; ebenso wie Betroffene können sie dabei gewiss sein, nicht nur solidarische, sondern auch verstehende Zuhörer zu finden; bei Bedarf tauschen Angehörige ihre Erfahrungen nicht nur unter sich, sondern auch mit Betroffenen aus;
- Erfahren menschlicher Wärme und Unterstützung bei der Bewältigung von Problemen; Abbau des Gefühls, damit alleine gelassen zu werden;
- Gemeinsames Suchen nach Problemlösungen für Einzelne mit helfendem und nützlichem Erfahrungsaustausch;
- Berücksichtigen der besonderen Situation von Alzheimer-Kranken, die ihre zunehmenden Ausfälle nicht bewusst erleben;
- Information, um die Krankheit besser kennen zu lernen, zu akzeptieren und besser damit umzugehen, auch als Voraussetzung für notwendige Einschränkungen wie bei der Fahrtauglichkeit;
- Abbau von durch Unsicherheit und Angst erzeugter übertriebener Vorsicht;
- Unterstützung bei dem Ziel, der Umwelt selbstbewusster entgegenzutreten und mit sachlichen Argumenten Vorurteile zu entkräften

Gründen Sie selbst eine Gruppe

Sollte es in Ihrer Nähe keine Gruppe geben, überlegen Sie doch einfach einmal, ob es nicht sinnvoll sein könnte, dass Sie selbst eine gründen. Dies ist zwar zeitaufwendig und nicht ganz einfach, könnte aber immer noch besser sein, als nichts zu tun. Gegebenenfalls können Sie sich dabei Rat und Unterstützung von den Alzheimer-Gesellschaften oder auch einer anderen Selbsthilfegruppe holen. Letztlich kommt es aber in erster Linie auf Ihren eigenen Einsatz an. Es ist nicht wichtig, eine möglichst große Gruppe zu bilden, sondern fünf oder sechs andere Betroffene und ein oder zwei Treffen im Monat können durchaus ausreichen.

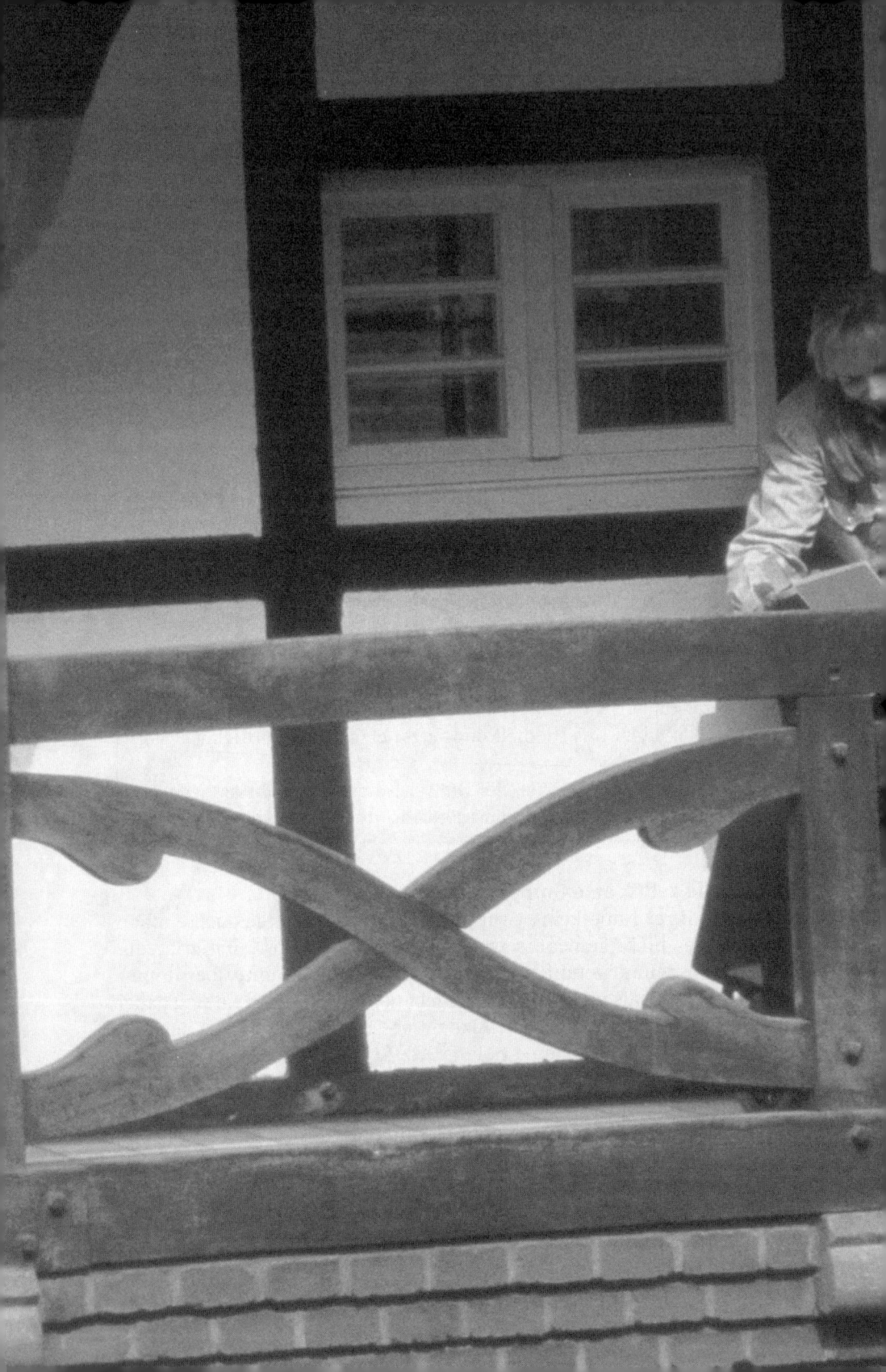

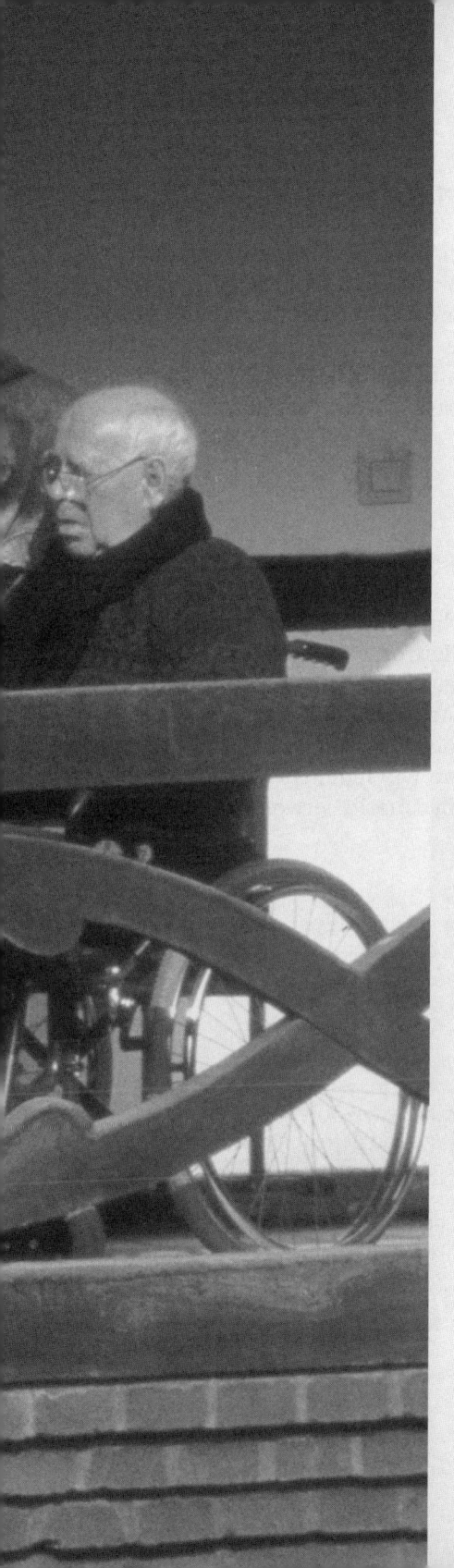

Der Alltag

Hat man die Krankheit und ihren Verlauf erst einmal realisiert, setzt der Pflegealltag ein. Routine wechselt mit Überraschungen und bindet den Angehörigen mehr und mehr ans Haus. Der Wunsch nach Entlastung formuliert sich. Ob bei körperlicher Pflege oder psychischer Betreuung, praktische Tipps erleichtern die Arbeit. Aber auch Hilfe von außen kann in Anspruch genommen werden: Essen auf Rädern, ambulante Betreuung sowie Tageskliniken sind nur einige Möglichkeiten der Unterstützung.

Grundlagen der Pflege und Betreuung

Manche Angehörige gehen zunächst von völlig falschen Voraussetzungen aus, wenn sie mit der Pflege und Betreuung eines Alzheimer-Kranken beginnen. Oft sind sie kaum über die Besonderheiten der Krankheit und der damit verbundenen Betreuung informiert und insofern ähnlich »orientierungslos« wie die Kranken selbst. Allen Betreuern muss möglichst frühzeitig klar sein, was es heißt, einen Menschen mit der Alzheimer-Krankheit zu pflegen und zu betreuen.

Was sind erreichbare Ziele?

Auch durch die liebevollste und aufopferndste Pflege lässt sich eine Genesung nicht erreichen (Tab. 7). Sie müssen sich darauf einstellen, einen Partner oder Elternteil insofern zu verlieren, als er mehr oder weniger bald seine vertraute Persönlichkeit verliert und seine frühere Rolle nicht mehr ausfüllt. Er wird in seiner eigenen, oft weit in der Vergangenheit zurückliegenden Welt leben und nahe Angehörige nicht mehr richtig erkennen. Alles was Pflegende und Betreuer tun können, ist mit den Kranken zu leben und es ihnen so angenehm wie möglich zu machen. Dazu ist ein Grundwissen erforderlich, das bedauerlicherweise oft sogar von Ärzten nicht vermittelt werden kann.

● Tab. 7: Falsche und richtige Zielsetzungen bei der Pflege

Realistische, erreichbare Ziele	Unrealistische, nicht erreichbare Ziele
Kranke fühlen sich gut aufgehoben	Kranke werden wieder gesund
Das Leben mit der Krankheit kann durch eine gute Pflege und Betreuung erträglicher gestaltet werden	Die Krankheit kann durch eine gute Pflege und Betreuung aufgehalten werden
Dankbarkeit der Kranken zu Beginn	Dankbarkeit der Kranken besonders bei schwieriger Pflege in späten Stadien
Gefühlsmäßige Verständigung	Verstandesmäßige Verständigung

Welche Grundregeln gibt es?

Die mit Abstand wichtigste Grundregel für eine Pflege und Betreuung von Alzheimer-Kranken ist, dass trotz aller Einschränkungen der Leistungsfähigkeit und den dadurch bedingten geistigen und körperlichen Ausfällen eine freundliche, liebevolle Atmosphäre bestehen sollte. Die meisten Kranken spüren sehr lange und auch ohne Worte, ob sie von ihrer Umgebung noch angenommen oder zunehmend abgelehnt werden.

Auch wenn sie sich nicht mehr richtig ausdrücken können, haben sie nach wie vor Bedürfnisse und Erwartungen, insbesondere was Gefühle wie Sicherheit und Zuneigung betrifft. In Pflegeheimen lässt sich oft sehr leicht erkennen, wer von den besuchenden Angehörigen zu den Kranken trotz all deren Fehler und ihres Unvermögens noch eine liebevolle Beziehung aufrechterhalten hat. Diese Bezugspersonen zeigen einen viel natürlicheren und sichereren Umgang mit den Betroffenen als die anderen Angehörigen (Tab. 8).

Die Tatsachen akzeptieren

Ein ganz wesentlicher Teil einer erfolgreichen Pflege und Betreuung besteht darin, die Kranken jeweils so zu nehmen wie sie sind und nicht immer wieder zu versuchen, sie zu ändern. Dies ist ohne Frage leichter gesagt als getan, besonders dann, wenn viele oder sogar alle der früher besonders geschätzten Eigenschaften der Kranken verloren gegangen sind. Es hilft aber niemandem, stets der guten alten Zeit nachzutrauern und zu jammern.

Bei Alzheimer-Kranken zählt zunehmend nur noch das »Hier und Jetzt« und es ist am sinnvollsten, sich zu bemühen, aus jeder gegebenen Situation das Beste zu machen. Die Lebensumstände müssen unter Berücksichtigung der schleichenden Abnahme des Gedächtnisses und anderer geistiger Leistungen soweit wie möglich an die Krankheit angepasst werden und nicht etwa umgekehrt die Kranken an die Lebensumstände.

Kunst des Improvisierens

Die Pflege und Betreuung von Alzheimer-Kranken erfordert sehr viel Zeit und Geduld. Wenn Bezugspersonen immer in Eile, kurz angebunden oder schroff zu ihnen sind, reagieren die Kranken häufig mit einer Verschlechterung ihrer Leistungsfähigkeit, eigenartigem Verhalten oder Verwirrtheit. Außer Zeit und Geduld ist eine große Umstellungsfähigkeit und Kreativität erforderlich. Es gibt immer wieder Überraschungen, auf

● Tab. 8: Bewährte Grundsätze bei der Pflege und Betreuung von Alzheimer-Kranken

	Günstig	Ungünstig
Information	Sich selbst möglichst gründlich informieren	Sich darauf verlassen, dass die »Fachleute« Bescheid wissen
Atmosphäre	Entspannt, ruhig, weitestmögliche Selbstständigkeit	Gespannt, hektisch, totale Entmündigung
Probleme, Sorgen	Möglichst mit den Kranken besprechen Schritt für Schritt, nacheinander angehen	Auch zu Beginn vor den Kranken verheimlichen Auf einmal angehen
Sprache	Einfach, langsam Viele Wiederholungen Lob	Kompliziert, schnell Wenige Wiederholungen Kritik
Unterhaltung	Mit den Kranken Themen der Vergangenheit Bleiben bei Vertrautem Vermeiden von Streit Nachgeben, Ablenken Anschuldigungen überhören	Über den Kranken Aktuelle Themen Ständiger Wechsel Beharren auf »Wahrheit« Ausdiskutieren Anschuldigungen ernst nehmen
Bitten, Aufforderungen	Konkret Einfach, eindeutig, Wenig Auswahlmöglichkeiten	Allgemein Kompliziert, mehrdeutig Viele Auswahlmöglichkeiten
Aufgaben	Angemessen Lob schon für Teilleistungen	Unter- oder Überforderung Wunsch nach Perfektion
Verhalten, Umgang	Liebevoll, geduldig Zeigen von Gefühlen Eingehen auf Stimmungen Warmherzig Gelassen Vertrauensvoll Übersehen von Fehlern	Hart, ungeduldig Meiden von Gefühlen Übergehen von Stimmungen Kühl-distanziert Leicht aufbrausend Misstrauisch Hinweisen auf Fehler
Kontrolle der Kranken	Soviel Freiheit und Selbstständigkeit wie möglich, so viel Kontrolle wie nötig	Übermäßige Kontrolle mit völligem Verlust der Selbstständigkeit schon zu Beginn der Krankheit
Pflege	Körpersprache mit Körperkontakt Streicheln, In-den-Arm-Nehmen	Vermeiden von Körperkontakt Schlagen

die ohne langes Überlegen reagiert werden muss und bei denen weder Pillen noch gut gemeinte Ratschläge helfen.

In unvorhergesehenen Situationen ist es am besten, sich auf seinen gesunden Menschenverstand und sein Gespür zu verlassen. Auch Bücher wie das vorliegende sind keine »Kochbücher«, in denen jeweils nachgeschlagen werden kann, was als Nächstes zu tun ist. Oft ist es am besten, wenn Angehörige und Betreuer mit etwas Humor auf Fehler und Missgeschicke reagieren.

Maßgeschneidertes Verhalten

Bei all den nachfolgenden Tipps und Ratschlägen muss stets in Erinnerung bleiben, dass bei der Alzheimer-Krankheit das Individuelle und Einzigartige jedes Kranken eine große Rolle spielt. Regeln und Empfehlungen können keine allgemein gültigen Patentrezepte sein. Sie stellen einen aus den Erfahrungen vieler Pflegender abgeleiteten groben Rahmen dar, der durch die Besonderheiten jedes einzelnen Kranken verändert wird und auch einmal falsch sein kann.

Es lohnt sich, bei allen Betroffenen herauszufinden, was ihnen besonders viel und was ihnen besonders wenig Freude macht. Bei der Betreuung von Alzheimer-Kranken ist Anpassungsfähigkeit gefragt. Was an dem einen Tag funktioniert, kann am nächsten Tag danebengehen, oder was sich in frühen Krankheitsphasen ausgezeichnet bewährt hat, kann in späten Stadien genau das Gegenteil bewirken.

Liebe Gewohnheiten erhalten

Persönliche Gewohnheiten und Eigenarten sollten möglichst wenig verändert werden. Dies betrifft Besonderheiten des Tagesablaufs, ebenso wie Kleidung und Essen oder Sonstige »eingefahrene« Besonderheiten. Unbewusste Gewohnheiten und automatisierte Bewegungsabläufe lassen sich oft bei der Pflege sinnvoll nutzen. So kann es z. B. beim Zähneputzen lange Zeit ausreichen, die Paste aufzutragen, die Bürste zum Mund zu führen und einige Putzbewegungen zu machen, um diese Abläufe wieder in Gang zu setzen. Dasselbe kann beim Essen mit einer Gabel gelingen, wenn der Gebrauch einige Male vorgemacht wird.

Was sind die häufigsten Fehler?

Die häufigste Fehleinschätzung von pflegenden Angehörigen bezieht sich auf die Schwere und den Verlauf der Krankheit. Manche glauben, die

Pflege von Alzheimer-Kranken sei eine relativ rasch vorübergehende Angelegenheit, weshalb es nicht so tragisch sei, die eigenen Interessen für
diese Zeit etwas zurückzustellen. Diese »vorübergehende« Zeit kann aber
sehr lange dauern, im Extremfall so lange, dass danach nur noch wenig
vom eigenen Leben übrig geblieben ist. Deshalb ist es günstig, wenn
Kranke von vornherein gewöhnt sind, von mehreren Personen gepflegt
zu werden.

Auch wenn kurzfristige Besserungen oder »lichte Momente« bzw. gute
Tage möglich sind, kommt es mittel- und langfristig zu einer stetigen
Verschlechterung. Kurzfristige Besserungen sollten daher weder Anlass
geben unberechtigte Hoffnungen zu schöpfen, noch dem Kranken zu un-
terstellen, dass er die plötzlich stärker gewordene Behinderung vor-
täuscht.

Häufige Fehler bei der Pflege von Alzheimer-Kranken

- Unterschätzen der mit einer Pflege verbundenen Belastung
- Überschätzen der eigenen Leistungsfähigkeit
- Verstecken der Kranken aus Angst davor, was »die Leute sagen«
  könnten
- Zu späte Inanspruchnahme von Hilfsdiensten
- Überversorgen oder Überfordern der Kranken
- Vorwiegendes Auseinandersetzen auf Verstandesebene
- Übermäßige Kontrolle und Bevormundung der Kranken
- Verharmlosen oder Ignorieren von Krankheitszeichen
- Überbewerten einzelner Krankheitszeichen wie geistige Leistungsfähig-
  keit und Gesamtpersönlichkeit
- Vernachlässigen anderer Familienangehöriger und eigener Bedürfnisse

---

Es entwickeln sich stets neue Störungen, auf die Angehörige und Pflegende nicht vorbereitet sind und reagieren müssen. Ein gutes Motto in
diesem Zusammenhang lautet: »Gehe vom Schlimmsten aus und hoffe
auf das Beste«.

Einen besonders problematischen Bereich bezüglich Fehleinschätzungen
stellt die Bewertung der Intimsphäre und vorhandene Schamgefühle dar.
Das gilt sowohl für Kranke als auch Betreuer. Die Intimpflege eines
alzheimerkranken Mannes durch seine eigene Tochter oder Schwiegertochter kann schwierig und gewöhnungsbedürftig werden. Ein häufiges

Einnässen oder sogar Verschmutzen mit Urin oder gar Kot rufen nicht selten auch Ekel oder sonstige ablehnende Gefühle hervor.

Wie sollten Gespräche geführt werden?

Gespräche mit Alzheimer-Kranken gestalten sich mit der Zeit immer schwieriger und sind schließlich nur noch einseitig zu führen. Die Betroffenen haben zunehmend Probleme, einem Gespräch zu folgen oder sich am nächsten Tag daran zu erinnern. Sie verlieren häufiger den Faden oder wechseln unvermittelt das Thema. Dabei greifen sie für Ablenkungsmanöver auf Inhalte ihres Langzeitgedächtnisses zurück, um so noch etwas »Boden unter die Füße« zu bekommen. Aktuelle Tages- und Wochenereignisse werden nicht behalten. Auch Zusagen wie »Ich mache das gleich« werden sofort vergessen und nicht eingehalten.

Kurz, deutlich und eindeutig

Mit Alzheimer-Kranken sollte langsam, ausreichend laut, deutlich und ruhig gesprochen und dem Kranken während des Gesprächs unbedingt in die Augen geschaut werden. Eine unterstützende Körpersprache ist wichtig. Ablenkung durch zu laute Hintergrundmusik oder sonstige Geräusche in der Umgebung sind dabei ebenso ungünstig wie eine schlechte Beleuchtung. Zu schnelles, zu lautes oder zu leises Sprechen kommen nicht an. Anschreien ist ebenso wie sonstige Vorwürfe völlig nutzlos.

Fragen sollten möglichst einfach, kurz und so formuliert sein, dass sie mit Ja oder Nein beantwortet werden können. »Warum«-Fragen sind in fortgeschrittenen Stadien der Krankheit völlig sinnlos. Auch Bitten und Aufforderungen werden kurz, einfach und eindeutig gehalten, besser verstanden. Unklare oder mit mehreren Auswahlmöglichkeiten verbundene Formulierungen sind ungünstig. Es ist geschickter zu einem Kranken zu sagen: »Jetzt müssen wir einkaufen gehen« anstatt: »Hättest du lieber jetzt oder nach dem Mittagessen Lust, mit mir in die Stadt zu fahren?«.

Zeigen und deuten

Komplizierte Gedankenabläufe müssen in mehrere Teilschritte aufgeteilt werden. Auf benötigte Gegenstände wird am besten gedeutet und Vormachen ist besser als Erklären und unverbindliche Bemerkungen. Die Kranken haben oft erhebliche Schwierigkeiten, allgemeinen Aufforderungen zu entsprechen. So kommen viele einer Bitte, z. B. den Müll herauszutragen, nicht nach. Wird jedoch gemeinsam mit ihnen zum vollen Mülleimer gegangen, darauf gezeigt und gesagt: »Ich glaube, der Mülleimer müsste mal wieder geleert werden«, gibt es meist keine größeren Probleme.

Themen aus dem Langzeitgedächtnis

Günstige Gesprächsthemen sind Erlebnisse aus der Jugend und frühen Erwachsenenzeit der Kranken, bei Männern z. B. über ihre Berufsausbildung und die erste Zeit der Berufstätigkeit oder die Militärzeit, bei Frauen über die ersten Jahre der Ehe und die Erlebnisse mit den Kindern. Alles Aktuelle, wie politische Ereignisse, die neueste Mode oder Ergebnisse von den jüngsten Sportveranstaltungen, ist nicht geeignet. Unterstützend kann auf alte Fotos, Briefe, Bildbände aus der Heimat oder Lieblingsgegend und andere Bücher zurückgegriffen werden.

Dabei haben sich auch so genannte »Chronik«-Bildbände bewährt, die für fast jedes Jahr, auch aus der ersten Hälfte des letzten Jahrhunderts, im Buchhandel erhältlich sind. Noch besser ist ein für jeden Kranken persönlich erstellter Bildband mit einer Sammlung von Fotografien und Kopien von Zeugnissen, Urkunden, Ausweisen oder sonstigen Dokumenten. Besser ist es, die alten und früher oft sehr kleinen Fotoabzüge durch neue, größere mittels Abfotografieren zu ersetzen. Solche Bildbände stellen auch für andere Betreuer oder bei der Aufnahme in ein Pflegeheim für das dortige Pflegepersonal eine große Hilfe dar.

Die richtige Gesprächsführung

- Halten von direktem und ausreichend langem Blickkontakt, bei Bedarf auch Einsetzen von Berührungen;
- Langsames und ausreichend lautes Sprechen;
- Möglichst klare und tiefe Stimme;
- Beobachten und Berücksichtigen von Gefühlen;
- Verwenden von kurzen Worten und einfachen Sätzen mit eindeutigen Fragen;
- Vermeiden von verwirrenden Zwei- und Mehrdeutigkeiten;
- »Wer«, »was«, »wann«, »wo« oder »wie« verwenden, »warum« oder »wieso« lieber vermeiden;
- Wiederholen von Aussagen der Kranken mit deren Worten;
- Kein Berichtigen von Fehlern oder wiederholtes Nachfragen bei unklaren Äußerungen der Kranken.

Wiederholungen langweilen Alzheimer-Kranke im Gegensatz zu Gesunden nicht, sondern geben ihnen ein Gefühl der Sicherheit. Dies gilt besonders in späteren Stadien der Krankheit, wenn ihr Gedächtnis sie schon innerhalb von wenigen Minuten im Stich lässt. Wenn es zunächst nicht gelingt, die Aufmerksamkeit der Kranken für ein Gesprächsthema zu gewinnen, ist es meist am besten, es nach einigen Minuten einfach erneut zu versuchen.

Interpretation der Inhalte

Wichtiger als dauernd selbst zu reden ist ein geduldiges Zuhören und insbesondere auch Beobachten. Dabei sollte richtigen Aussagen zugestimmt und bei – auf den ersten Blick – falschen versucht werden, den Sinn des Gesagten zu erkennen und auf den gefühlsmäßigen Inhalt einzugehen. Wenn ein Kranker z. B. immer wieder nach längst verstorbenen Menschen wie der eigenen Mutter fragt, ist es zwecklos ihm erklären zu wollen, dass diese längst tot ist. Besser ist es dann beispielsweise zu antworten: »Nicht wahr, du sehnst dich sehr nach deiner Mutter«. Völlig falsche Äußerungen werden am einfachsten überhört und »um des lieben Friedens willen« darf auch ausnahmsweise einmal eine Zustimmung erfolgen.

Warum lassen sich Alzheimer-Kranke nicht »zur Vernunft« bringen?

Alzheimer-Kranke sind praktisch nicht mehr in der Lage, ihre Fehler einzusehen. Sie merken zwar möglicherweise anhand des Verhaltens anderer Menschen, dass sie etwas falsch gemacht haben müssen, wissen aber meist weder was noch weshalb. Es ist daher völlig abwegig, Alzheimer-Kranke »zur Vernunft« bringen zu wollen. Die Betroffenen immer wieder auf Fehler hinzuweisen, zu belehren oder sich in Diskussionen zu verstricken hat keinerlei Sinn, sondern führt höchstens auf beiden Seiten zu Enttäuschungen, Ärger oder Verzweiflung.

Auch bei völlig unsinnig erscheinenden Handlungen, wenn z. B. der Kranke die Zeitung liest in einem Stadium, in dem kein Lesen mehr möglich ist, ist es viel günstiger zu versuchen, Verständnis für solches Verhalten zu finden, als immer wieder die »Wahrheit« zu verdeutlichen. Der Patient lebt in seiner eigenen, bruchstückhaft aus der Vergangenheit »geretteten« Wirklichkeit und empfindet es meist als sehr angenehm, wenn er gelegentlich darin eine Bestätigung erhält, auch wenn dies aus Sicht der Gesunden falsch ist.

Ablenken statt berichtigen

Beharren Kranke auf ihrer Meinung und sind nicht zu einem angemessenen Handeln zu bewegen, können sie oft durch ein gezieltes kurzfristiges Ablenken doch noch dazu gebracht werden. Meint eine früher als Verkäuferin tätige Kranke etwa, sie müsse sich fertig machen für die Arbeit, kann sie z. B. durch einen Hinweis, heute sei das Geschäft aus irgendeinem Grund geschlossen, von ihrem Vorhaben abgebracht werden. Derartige Notlügen sind absolut harmlos, zumal die Betroffenen schon nach kurzer Zeit nichts mehr davon wissen.

Das oft im Krankheitsverlauf zu beobachtende Phänomen, dass Betreuer ungerechtfertigterweise beschuldigt werden, nimmt an Stärke und Häufigkeit meist im Lauf der Zeit allmählich ab. Ein großzügiges Übersehen und Überhören von Beleidigungen und Fehlern, sowie Ablenken oder nötigenfalls auch teilweises Einlenken erweist sich als diplomatisch. Und gerade bei kaum noch erträglichen Situationen ist es nützlich, sich daran zu erinnern, dass nicht der Kranke, sondern die Krankheit dafür verantwortlich zu machen sind!

Können Alzheimer-Kranke noch etwas Neues lernen?

Ja, viele Alzheimer-Kranke können noch bis in relativ späte Krankheitsstadien hinein etwas Neues lernen, wenn auch weder das Ausmaß noch die Geschwindigkeit des Lernens mit Gesunden vergleichbar ist. Die meisten Betroffenen lernen aber z. B. nach einigen Wochen in einem Heim, wo in ihrem Zimmer oder auf dem Gang die Toilette zu finden ist und sie kennen nach einigen Monaten in einer Tagespflegeeinrichtung doch die Namen ihrer Betreuerinnen und Betreuer.

Schwankungen nach Tagesverfassung

Allerdings macht sich auch dabei immer wieder der schwankende Verlauf der Alzheimer-Krankheit mit guten und schlechten Tagen bemerkbar. Eine relativ plötzliche Besserung der Sprache oder auch des Gedächtnisses ist in aller Regel nicht von langer Dauer und sollte deswegen nicht überbewertet werden.

Bei einer Pflege zu Hause wird die zwar stark verminderte, aber zumindest ansatzweise erhalten gebliebene Lernfähigkeit oft weniger gefordert und fällt daher auch weniger auf. Auf die Möglichkeit eines Neulernens sollte aber ohnehin nur dann zurückgegriffen werden, wenn es sich nicht vermeiden lässt. Es ist immer besser, die schon bestehenden Gedächtnisprobleme nicht noch zu verschärfen. Das heißt aber nicht, dass nicht kleinere Dinge wie Spiele oder auch alltägliche Aufgaben im Haushalt neu gelernt oder übernommen werden können.

Neues mit einfacheren Inhalten

Wenn etwas Neues gelernt werden muss, sind Einfachheit und Gleichbleiben des Lerninhalts sowie ausreichend häufiges Wiederholen erforderlich. Wenn also ein Kranker z. B. den Gebrauch einer neu eingebauten Mischbatterie an der Dusche oder am Waschtisch lernen soll, müssen die neuen Handgriffe von den Betreuern sehr oft vorgemacht und wiederholt werden. Wenn möglich, sollten Umstellungen immer von schwierigeren auf einfachere Abläufe hin erfolgen. Für das Beispiel der Mischbatterie würde dies bedeuten, dass es besser ist, von einer zweihändigen auf eine einhändige Batterie zu wechseln als umgekehrt.

Wie lange klappt die Selbstversorgung?

Zu Beginn der Krankheit stellen die alltäglichen Dinge wie Einkaufen, Bezahlen von Rechnungen oder Kochen noch kein größeres Problem dar. Die meisten Betroffenen sind zumindest in ihrer vertrauten Umgebung in der Lage, zunächst noch einem normalen Tagesablauf nachzugehen. Mit zunehmender Krankheitsdauer sieht dies aber anders aus. Die Kranken können dann z. B. nicht mehr alleine kochen und sich nicht mehr richtig ankleiden.

Solange Betroffene mit einem gesunden und rüstigen Partner zusammenleben, wird dieser in der Regel zumindest anfänglich oft die Pflege und Betreuung übernehmen. Bei Alleinstehenden stellt sich jedoch sehr bald die Frage, wie lange sie noch in der Lage sind, in ihrer Wohnung alleine für sich zu sorgen. Ohne Zweifel fühlen sich Alzheimer-Kranke, wie gesunde Menschen auch, in ihrer eigenen Wohnung am wohlsten. Es gilt deshalb einen Mittelweg zwischen möglichst großer Selbstständigkeit mit Belassen in den eigenen vier Wänden und fürsorglicher Kontrolle und Beaufsichtigung zu finden.

In vielen Fällen ist es zumindest für die Kranken besser, wenn ein etwas erhöhtes Risiko eingegangen wird und Probleme wie Unordnung im Haushalt oder Verlaufen in Kauf genommen werden. Dies gilt natürlich nur unter der Voraussetzung, dass regelmäßig nach ihnen geschaut und sich um Dinge wie Einkaufen und Essen gekümmert wird. Oft lässt sich zur Unterstützung auch eine Hilfe beim An- und Auskleiden, Waschen oder auch beim Haushalt und Kochen finden.

Mit einsetzenden Verhaltensstörungen wie nächtlichem Umherwandern oder auch unvernünftigem Umgang mit Gefahrenquellen wie Feuer oder Gas wendet sich allerdings das Blatt. Die berechtigte Sorge vor Unfällen mit Eigen- und Fremdgefährdung ist schließlich der Auslöser für besorgte Angehörige, eingehender über ein Alleinlassen der Kranken nachzudenken. Ein Alleinleben ist dann oft nicht mehr länger möglich und die Betroffenen sollten von ihren Kindern oder sonstigen Verwandten bzw. Bekannten aufgenommen werden, wann immer dies möglich ist. Lässt sich dies z. B. aus Platzgründen nicht verwirklichen, ist ein Umzug in ein Alten- oder Pflegeheim erforderlich.

Was können Alzheimer-Kranke noch selbst tun?

Die banale und etwas zynische Aussage, dass das Leben riskant ist und stets tödlich endet, gilt für Betroffene zwar erst recht, ist aber dennoch keine Lösung, sie Tag und Nacht ins Bett zu legen oder rund um die Uhr zu beaufsichtigen. Wie bereits erwähnt, ist es keineswegs so, dass Alzheimer-Kranke nichts mehr tun können. Sowohl ein überforderndes als auch unterforderndes Verhalten der Angehörigen ist ungünstig.

Manchmal genügt es, wenn man eine komplizierte Aufgabe in einfache Teilschritte zerlegt oder wenn zu Beginn eine kleine Hilfestellung gegeben wird. Auch wenn viele Dinge schneller sofort selbst erledigt werden könnten, lohnt es sich immer, die Kranken im Zweifelsfall zunächst selbst probieren zu lassen und nur bei Bedarf einzugreifen. Dies verhindert auf lange Sicht einen allzu frühen Verlust aller Fertigkeiten und unterstützt insbesondere auch das Selbstwertgefühl und die Würde der Kranken.

Hilfe und Beschäftigungstherapie

Ein Ermutigen, auch nach kleinen Erfolgen, ist dabei weitaus sinnvoller als ein dauerndes Berichtigen. Dabei kann an vertraute Tätigkeiten und einfache Hilfestellungen im Haushalt wie Kartoffelschälen, Spülen und Abtrocknen von Geschirr, Staubwischen, Wäsche zusammenlegen, Blumengießen, Gartenarbeiten oder auch Musizieren angeknüpft werden. Selbst ein Stopfen alter Socken, in die zuvor unter Umständen sogar absichtlich Löcher geschnitten wurden, kann ebenso sinnvoll sein wie ein immer wieder erneutes Sortieren von Knöpfen, Schlüsseln, Stiften oder auch ein Herausuchen der passenden Muttern für verschiedene Schrauben.

Solche einfachen Beschäftigungen gelingen oft noch lange Zeit. Sie werden offenbar von den meisten Betroffenen gegenüber einem nutzlosen Herumsitzen oder Hinterherlaufen bevorzugt. Dies sollte bedacht werden, auch wenn manches nicht mehr hundertprozentig gelingt und von den Betreuern überprüft oder nochmals gemacht werden muss.

Um sich einen Überblick über das Ausmaß der Störungen im Alltag zu verschaffen, kann die nachfolgende Tabelle dienen. Sobald Werte von über 30 erreicht werden, ist eine Betreuung zu Hause oft nur noch sehr schwer möglich.

● Tab. 9: Bewertungsskala für die Störungen bei der Alzheimer-Krankheit
(nach Hutton und Mitarbeitern)

Bereich	Verhalten	Punkte
Essen	Normal	0
	»Unsauber«, hat Probleme mit Besteck	1
	Kann festes Essen (z. B. Obst oder Gebäck) mit den Händen essen	2
	Muss gefüttert werden	3
Anziehen	Normal	0
	Gelegentlich Verwechslungen (z. B. Socken oder Knöpfe), kann sich aber alleine anziehen	1
	Zieht Kleidung verkehrt oder unpassende Stücke an	2
	Muss angezogen werden	3
Kontinenz	Normal	0
	Gelegentliches Bettnässen	1
	Häufiges Bettnässen oder Urinabgang tagsüber	2
	Verlust der Blasen- und Darmkontrolle	3
Sprechen	Normal	0
	Gelegentliche Wortfindungsstörungen	1
	Nur einfache, unkomplizierte Gespräche möglich	2
	Kein verständliches Sprechen mehr	3
Namens-gedächtnis	Normal	0
	Gelegentlich Probleme mit entfernten Verwandten oder Bekannten	1
	Probleme mit engen Verwandten oder Bekannten	2
	Kein Erinnern an die Namen von Lebensgefährten und Kindern	3
Gedächtnis für Ereignisse	Normal	0
	Probleme bei Einzelheiten kürzlicher Ereignisse	1
	Probleme für ganze Ereignisse (z. B. Besuche)	2
	Kein Erinnern auch mit Hilfen	3
Erkennen von Menschen	Normal	0
	Gelegentliche Probleme bei entfernten Verwandten/ Bekannten	1
	Probleme bei eingen Verwandten und Bekannten	2
	Kein Erkennen von Lebensgefährten und Kindern	3
Aufmerksam-keit	Normal	0
	Leicht ablenkbar	1
	Gestört, stellt oft immer wieder dieselben Fragen	2
	Schon beim Fernsehen stark gestört	3

Bereich	Verhalten	Punkte
Verwirrtheit	Keine	0
	Nachts oder beim Aufwachen	1
	Zeitweise tagsüber	2
	Fast immer	3
Räumliche Orientierung	Normal	0
	Gelegentliche Probleme beim Spazierengehen oder Autofahren	1
	Spazierengehen nur in Begleitung möglich	2
	Probleme in gewohnter Umgebung (z. B. in der eigenen Wohnung)	3
Körperpflege	Normal	0
	Gelegentlich vernachlässigt	1
	Stets vernachlässigt, dauernde Überwachung nötig	2
	Muss von Betreuern übernommen werden	3
Gefühlsmäßiges Verhalten	Normal	0
	Weitgehend normal, gelegentlich leichte Hilfe nötig	1
	Deutlich gestört; häufig mit Apathie, zunehmender Anhänglichkeit und Abhängigkeit, Weinen, Wutausbrüche	2
	Schwer gestört, rascher Stimmungswechsel	3
Verhalten in der Gemeinschaft	Normal	0
	Weitgehend normal, gelegentlich gestört	1
	Deutlich gestört; keine ausreichende Berücksichtigung der Gefühle anderer, »quengelig«	2
	Schwer gestört, z. B. sexuelle Handlungen in der Öffentlichkeit	3
Schlaf	Normal	0
	Weitgehend normal, gelegentlich leicht gestört	1
	Deutlich gestört, häufiges Aufwachen und Wachliegen	2
	Kein normaler Nachtschlaf mehr, dauerndes Umherlaufen	3
Mobilität	Normal	0
	Weitgehend normal, gelegentlich leichte Hilfe nötig	1
	Gehen gestört, dauernde Überwachung nötig	2
	Nicht mehr gehfähig (bettlägerig)	3

Typische Probleme und besondere Aspekte

In der Pflege und Betreuung der Kranken hat es sich bewährt, den Tagesablauf sowie die sonstigen Umgebungsbedingungen weitgehend unverändert bzw. gleich zu belassen, um ein Gefühl der Sicherheit zu vermitteln. Dennoch sind ein paar verändernde Maßnahmen angeraten, um das Leben für den Betroffenen zu erleichtern, eine optimale Versorgung zu gewährleisten und auch die Unfallgefahr zu reduzieren. Gegen alle Eventualitäten kann man sich nicht wappnen, aber häufige und absehbare Schwierigkeiten können so vorab ausgeschaltet werden.

Was ist beim Tagesablauf zu beachten?

Bei der Betreuung von Alzheimer-Kranken erweist sich ein Tagesablauf mit möglichst wenig Veränderungen und Wechseln sinnvoll. Dies hilft den Betroffenen dabei, ihrem Leben feste Formen zu geben und Unvorhersehbares und Unsicherheiten zu vermindern. Das Beibehalten gewohnter Abläufe erspart es den Pflegenden und Betreuern auch, immer wieder neu begründen zu müssen, warum z. B. gerade jetzt gebadet werden soll.

Für Essen, Baden, Schlafengehen oder Besuche sollte es einen überschaubaren und weitgehend gleichbleibenden Ablauf mit geregelten Zeiten geben.

Mahlzeiten als Gerüst

In der Regel bilden die Mahlzeiten mit den notwendigen Vorbereitungen wie Einkaufen, Kochen, Tischdecken etc. sowie den Nacharbeiten wie Tisch abräumen, Geschirr spülen oder wegräumen einen zentralen Bestandteil des Tagesablaufs. Viele alzheimerkranke Frauen können noch lange Zeit über Jahrzehnte erfolgreich gelernte und geübte Tätigkeiten wie Hausputz, Wäschewachen, Bügeln oder Stopfen ausüben und viele Männer können dabei zumindest zu Beginn teilweise zur Hand gehen, kleinere Reparaturen oder noch Einkäufe erledigen.

Natürlich muss sich der Tagesablauf in erster Linie an dem jeweiligen Menschen, seinen früheren Tätigkeiten und krankheitsbedingten Ausfällen richten. Viele Kranke schätzen nach wie vor eine Lektüre von Zeitungen, Zeitschriften oder auch – zumindest noch zu Beginn – Büchern. An ein morgendliches Zeitungslesen kann man z. B. ein kurzes gemeinsames

Besprechen der wichtigsten Nachrichten anschließen und auch viele Artikel können als »Aufhänger« für ein Gespräch dienen, in dem man immer einmal Verbindungen zur länger zurückliegenden Vergangenheit herstellen sollte.

Worauf sollte bei der Wohnungseinrichtung geachtet werden?

Neben einem festen Tagesrhythmus ist auch eine Beibehaltung der vertrauten Umgebung innerhalb des Wohnbereichs von unschätzbarem Wert für die Kranken. Reparaturen sind deshalb Neuanschaffungen meist vorzuziehen. Möbel und sonstige Einrichtungsgegenstände sollten auch innerhalb der Wohnung oder des Hauses soweit wie möglich an ihrem gewohnten Platz bleiben. Dasselbe gilt für das Einordnen von Wäsche oder Schuhen in Schränken und Kommoden. Das Belassen wichtiger Dinge an ihrem »Stammplatz« vermeidet unnötige Eile, Zeitdruck und Unsicherheiten.

Einfach und unkompliziert

Wichtig – auch zur Verminderung der Unfallgefahr – ist es, Möbel oder andere Gegenstände aus dem Weg zu räumen. Im Zweifelsfall sollte die Einrichtung etwas vereinfacht werden, um mehr Platz zu schaffen. Dabei ist allerdings darauf zu achten, dass den Betroffenen besonders vertraute oder lieb gewordene Gegenstände nicht einfach weggenommen werden. Es empfiehlt sich, wacklige Schränke, Kommoden oder Treppengeländer auf Sicherheit zu überprüfen und gegebenenfalls zu reparieren.

Das Zimmer der Kranken muss nicht dauernd aufgeräumt werden, solange sich diese in ihrer »gewohnten Unordnung« am besten zurechtfinden. Eine Einliegerwohnung im gemeinsamen Haus oder eine separate kleine Wohnung neben einer größeren ist vorteilhaft, wird sich aber ebenso wie getrennte Bäder und Toilette nur selten verwirklichen lassen. In jedem Fall muss die Toilette leicht erreichbar und die Toilettentür durch eine deutliche Kennzeichnung als solche gut erkennbar sein.

Eine Reihe der wichtigsten und günstigen Maßnahmen zur Anpassung der Wohnungseinrichtung an die Bedürfnisse von Alzheimer-Kranken sind in der folgenden Tabelle zusammengestellt.

● **Tab. 10: Maßnahmen zur Anpassung der Wohnungseinrichtung**

Allgemein	Möglichst überschaubar und konstant lassen
Beleuchtung	Tagsüber möglichst hell, nachts abgedunkelt (Verdeutlichung der Zeiten für den normalen Schlaf-Wach-Rhythmus); indirekte oder »diffuse« Beleuchtung ohne Blendung und verwirrende Schatten; Nachtlichter im Schlafzimmer, jedoch nicht an der Decke über dem Bett; auf Gang und Toilette entweder 25-Watt-Lampen oder spezielle Lichter für Steckdosen zur Verringerung von Orientierungsstörungen; Tisch- und Stehlampen mit schwerem Fuß und einfachem Schalter ausrüsten; »Stolperkabel« vermeiden;
Bodenbelag	Rutschfest und pflegeleicht
Farben und Symbole	Große Buchstaben und Zeichen zur Kennzeichnung; Bei Bedarf besondere Kennzeichnung (Bilder, Symbole, Farben) für Zimmer der Kranken und Toiletten; Bevorzugung warmer, weicher Farben; Vermeiden harter Kontraste
Scharfe Kanten	Möglichst abrunden oder anders »entschärfen«
Stühle und Tische	Keine Klappstühle und -tische verwenden; Stühle mit Armlehnen und hohem Rückteil; keine tiefen und zu weichen Sofas und Sessel
Tapeten und Vorhänge	Keine realistischen Tier- oder Pflanzenmuster (Gefahr der Verwechslung) und keine zu abstrakten, »verwirrenden« Muster
Teppiche	Möglichst rutschfest machen

Wie kann die Unfallgefahr verringert werden?

Jeder Mensch wird im Alter in seinen körperlichen Abläufen langsamer und schwerfälliger und die Leistungsfähigkeit der Sinnesorgane wie Sehen, Hören, oder Gleichgewicht nimmt ab. Bei Alzheimer-Kranken treten noch weitere Störungen hinzu, die durch die nachlassenden geistigen Funktionen bedingt sind. Die Unfallgefährdung liegt dadurch noch höher. Die Art der Unfälle und die Möglichkeiten der Verhütung hängen sehr vom Krankheitsstadium jedes einzelnen Betroffenen ab.

Zu Beginn kann die eingeschränkte Urteilsfähigkeit beispielsweise dazu führen, dass beim Überqueren einer Straße nicht ausreichend auf den Verkehr geachtet oder eine wacklige Leiter benutzt wird. In mittleren Stadien stehen wiederholte Stürze und häusliche Unfälle im Vordergrund. Die Stürze werden sowohl durch begleitende körperliche Probleme wie Blutdruckabfall, Herzrhythmus- oder Sehstörungen als auch durch Umwelteinflüsse wie schlechte Beleuchtung oder gefährlich platzierte Gegenstände verursacht.

Ausrutschen und Hinfallen

Häufige Unfallursachen sind ein zu glatter oder unregelmäßiger Bodenbelag oder ungesicherte Treppen. Diese können durch rutschfeste Auflagen für die Trittstufen und gegebenenfalls ausreichend hohe Gittertüren an Treppenabsätzen gesichert werden. Fenster in oberen Etagen sollten möglichst abschließbare Griffe haben. Eine Polsterung harter oder scharfer Kanten bei Möbelstücken reduziert die Gefahr vor blauen Flecken und Platzwunden.

Für viele Alzheimer-Kranke in mittleren bis fortgeschritten Stadien sind zusätzliche Orientierungshilfen in ihrem Lebensraum eine große Hilfe um Unfällen vorzubeugen. Dabei spielt die oben bereits erwähnte, ausreichende Beleuchtung aller Zimmer, Flure und Treppen eine wichtige Rolle. Für den Weg zwischen dem Schlafzimmer der Kranken und der Toilette sollte auch nachts z. B. eine 25-Watt-Lampe brennen. Dafür empfehlen sich die kostengünstigen »Energiesparlampen«.

Farbige Zeichen und Symbole an Wänden, Türen und Gegenständen können günstig sein, an der Zimmertür der Kranken eventuell auch ein altes Foto oder ein Kleidungsstück. Eine deutliche Unterscheidung kalter und heißer Wasserhähne ist sinnvoll und farbige Kreuze oder Punkte z. B. aus Plastikklebestreifen können auch auf andere Gefahrenpunkte wie z. B. am Herd hinweisen. Ein Thermostat für heißes Wasser mit der Möglichkeit, eine Höchsttemperatur fest einzustellen, verhütet von vornherein Verbrühungen.

Achtung vor Vergiftungen

Giftige Flüssigkeiten wie Reiniger, Möbelpolitur oder Blumendünger müssen ebenso wie Medikamente unter Verschluss gehalten werden. Durch die ausgeprägte Störung des Geruchs- und Geschmackssinnes von Alzheimer-Kranken kommt es nämlich immer wieder vor, dass sie gesundheitsschädliche oder sogar giftige Stoffe trinken oder essen.

Regelmäßig benutzte elektrische Stecker oder Schalter sollten leicht erreichbar sein. Ein Lichtschalter, zumindest aber ein Notlicht direkt am Bett erleichtert die nächtliche Orientierung. Großflächige und unter Umständen zusätzlich farblich hervorgehobene Bedienungselemente von Lampen sind zu empfehlen. Weiterhin ist es häufig günstig, wichtige Funktionen wie Ein- und Ausschaltknöpfe anderer Elektrogeräte besonders hervorzuheben. Neuere Küchenherde haben teilweise zusätzliche Kontrollknöpfe, ohne deren gleichzeitige Bedienung kein Anstellen möglich ist.

Gefahrenquellen und Stolperfallen

Gefährliche Elektrogeräte wie Föhne, Bügeleisen und Brotschneidemaschinen gehören außer Reichweite der Kranken. Im Bad sind rutschfeste Matten im Gegensatz zu flauschigen, aber sehr leicht wegrutschenden Vorlegern zu empfehlen.

Zusätzliche Greifstangen an der Badewanne und in der Dusche sind günstig, möglichst auch neben dem Toilettensitz. Erhöhte und weich gepolsterte Toilettensitze erleichtern zusätzlich die Benutzung.

Wenn erforderlich, sollte bei den Kranken auf das Tragen ihrer Brillen und Hörgeräte geachtet werden. Alle Schlüssel, speziell die Autoschlüssel, sollten an einem für sie nicht zugänglichen Ort hinterlegt werden. Dies ist auch für die Schlüssel der Zimmertüren wichtig, damit Kranke sich nicht versehentlich selbst einschließen.

Worauf muss man bei der Ernährung aufpassen?

Eine schmackhafte und abwechslungsreiche Kost ist wie für alle Menschen auch für Alzheimer-Kranke richtig. Vielfach wird zu kohlenhydrat- und kalorienreich gegessen, was jedoch ein generelles und kein spezielles Problem darstellt. Zu Beginn gibt es bei der Ernährung keine Besonderheiten und die Betroffenen können essen und trinken, was ihnen schmeckt und bekommt. In späteren Phasen essen viele Kranke zunehmend langsamer, brauchen immer mehr Hilfe und schließlich muss ihnen das Essen in den Mund gegeben werden.

Das Problem besteht meist nicht in der Art des Essens, sondern in den Gewohnheiten oder der Verweigerung. Oft wird die Nahrungsaufnahme einfach vergessen – »Ich habe doch gerade erst gegessen« –, was über längere Zeit mit einem Gewichtsverlust einhergeht. Zusätzlich können die geforderten Tischmanieren abschrecken, wenn z. B. der Gebrauch von

Messer und Gabel verlangt wird, der Betroffene jedoch damit ganz einfach überfordert ist. Zuweilen können sich auch Schluckstörungen einstellen.

Kleine Portionen hintereinander

Manche Kranke essen zwar nach wie vor sehr rasch, den meisten Patienten muss aber eine ausreichend lange Zeit gelassen werden. Am besten ist es, wenn auch einfache Mahlzeiten nacheinander in verschiedenen »Gängen« auf den Tisch kommen, also z. B. nach einer Suppe der Salat, erst danach Fleisch mit Kartoffeln und zum Schluss der Nachtisch. Allgemein sind kleine Mahlzeiten in kürzeren Abständen verträglicher als wenige große.

Nachdem zunehmend mit einem Löffel anstelle mit Messer und Gabel gegessen wird, können viele Kranke schließlich nur noch mit den Fingern selbstständig essen. Mit entsprechend vorbereiteten Brotstücken, Kartoffelchips oder Obst ist dies noch möglich. Oft wird dann auch leicht schluckbare Kost wie Kartoffelpüree oder Rührei bevorzugt.

Der Tisch braucht zwar nicht besonders aufwändig gedeckt zu sein, es sollte aber – zumindest in frühen bis mittleren Stadien – auch nicht alles aus Plastik sein. Ein abwaschbares Tischtuch ist allerdings ratsam, damit ein eventuelles Missgeschick nicht unnötig viel Arbeit verursacht. In späteren Stadien verringern Schnabeltassen das Verschütten von Flüssigkeiten. Geschirr mit hohem Rand gewährleistet, dass kein Essen auf dem Tisch verteilt wird. Salz- und Pfefferstreuer sollten dann überhaupt nicht mehr auf dem Tisch stehen oder für die Kranken nicht erreichbar sein, um einen übermäßigen oder falschen Gebrauch zu verhindern.

Konfliktherd »Mahlzeiten«

Mit Fortschreiten der Erkrankung nimmt auch die Esskultur des Betroffenen ab. Mit reduziertem Verständnis für den Gebrauch von Besteck, Essmanieren oder der Bedeutung von Lebensmitteln ruft das Verhalten des Kranken in der gemeinsamen Tischrunde oft Verdruss in Form von Ärger, Ungeduld oder Ekel hervor. Bevor aus einem schwelenden Konfliktherd ein offenes Feuer wird und den Familiensegen nachhaltig belastet, kann es deshalb manchmal für beide Seiten besser sein, wenn die Kranken allein und bei Bedarf auch in einem anderen Zimmer essen, um so dem Rest der Familie die Möglichkeit einer angenehm ablaufenden gemeinsamen Mahlzeit zu lassen.

Ab und zu kommt es vor, dass Alzheimer-Kranke plötzlich einige Tage lang unkontrolliert viel essen. Der Grund dafür kann z.B. ganz einfach darin liegen, dass es sich um eine einfache Tätigkeit handelt, die die Kranken noch gut beherrschen und die sie beschäftigt. In aller Regel ist ein solches Verhalten kein Grund zur Besorgnis. Bei besonders stark ausgeprägter morgendlicher Verwirrtheit kann ein spätabendlicher Imbiss zur Verhütung einer Unterzuckerung am nächsten Morgen nützlich sein.

Auf ausreichende Trinkmenge achten

Neben dem Essen kann es auch beim Trinken zu Problemen kommen. Alzheimer-Kranken müssen immer wieder Getränke angeboten werden, damit sie ausreichend viel trinken. Die Neigung der meisten älteren Menschen, zu wenig zu trinken, ist bei Alzheimer-Kranken durch ihre Vergesslichkeit noch verstärkt und es gibt auch Hinweise darauf, dass ihr Durstgefühl abnimmt. Gleichzeitig lässt die Tätigkeit der Nieren nach, die nicht mehr so viel Wasser aus dem Urin zurückgewinnen wie bei jungen Menschen. Darüber hinaus nehmen viele ältere Menschen auch noch Medikamente ein, die zu einer vermehrten Ausscheidung führen.

All dies führt dazu, dass die Betroffenen ein hohes Risiko haben, innerlich regelrecht auszutrocknen. Bei Alzheimer-Kranken mit einer plötzlichen Verschlechterung ihres Zustandes ist besonders in der warmen Jahreszeit oder bei Fieber und Durchfall stets an diese Möglichkeit zu denken. Wassermangel führt im Körper zu einer Störung der Leistungsfähigkeit vieler Organe, darunter ganz besonders auch des Gehirns.

Trinkplan zur besseren Kontrolle

1,5 bis 2 Liter am Tag sind für Alzheimer-Kranke ein Muss. Es ist günstig, sich einen Trinkplan für den ganzen Tag zu machen. Insgesamt sollten es mindestens sechs bis acht Gläser oder Tassen Flüssigkeit pro Tag sein, wobei besonders an das Trinken zwischen den Mahlzeiten und zur Nacht gedacht werden sollte. Dabei ist allerdings zu beachten, dass größere Trinkmengen am Abend ein nächtliches Einnässen begünstigen können.

Wenn bettlägerige Kranke das Trinken verweigern, kann Flüssigkeit auch über einen dünnen Harnkatheter rektal verabreicht werden (etwa 15 Tropfen pro Minute). Wenn dies nicht gelingt, sind Infusionen erforderlich. Den letzten Ausweg stellt die so genannte PEG (perkutane endoskopische Gastrostomie) dar: Zur Ernährung wird durch die Bauchdecke mittels eines Rohrs ein Schlauch in den Magen eingeführt.

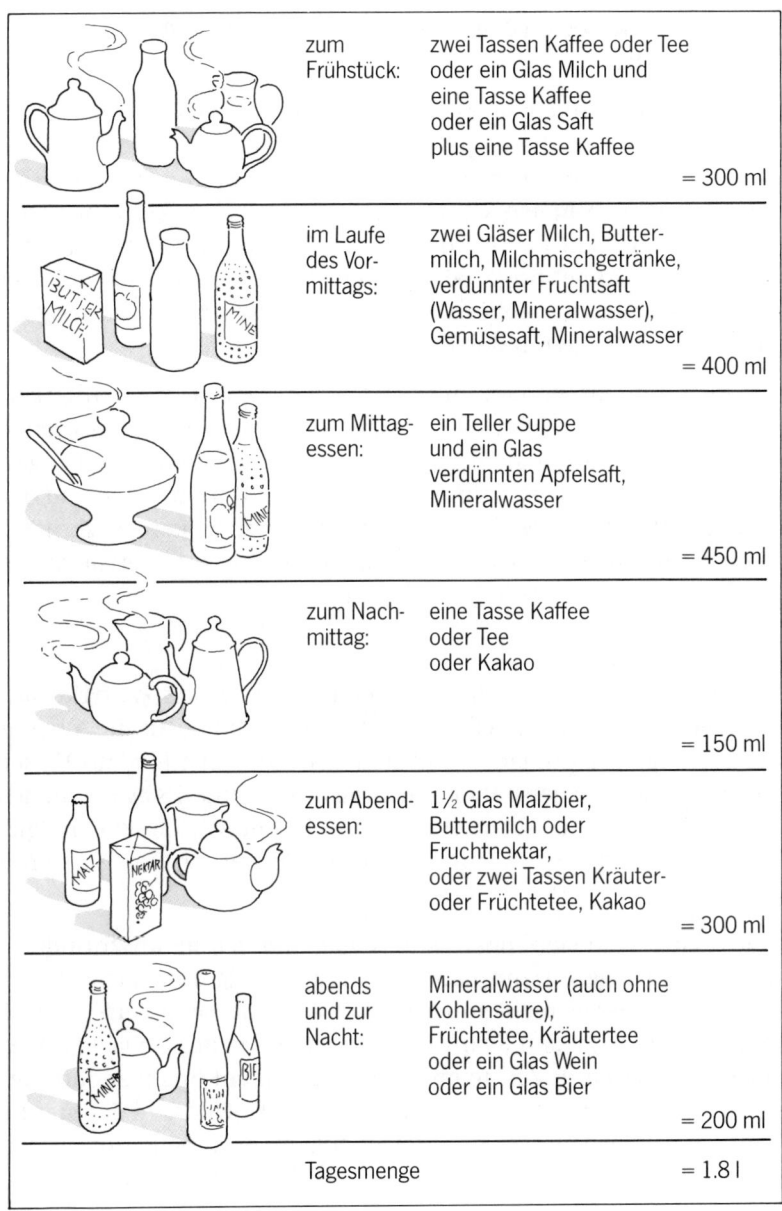

	zum Frühstück:	zwei Tassen Kaffee oder Tee oder ein Glas Milch und eine Tasse Kaffee oder ein Glas Saft plus eine Tasse Kaffee	= 300 ml
	im Laufe des Vormittags:	zwei Gläser Milch, Buttermilch, Milchmischgetränke, verdünnter Fruchtsaft (Wasser, Mineralwasser), Gemüsesaft, Mineralwasser	= 400 ml
	zum Mittagessen:	ein Teller Suppe und ein Glas verdünnten Apfelsaft, Mineralwasser	= 450 ml
	zum Nachmittag:	eine Tasse Kaffee oder Tee oder Kakao	= 150 ml
	zum Abendessen:	1½ Glas Malzbier, Buttermilch oder Fruchtnektar, oder zwei Tassen Kräuter- oder Früchtetee, Kakao	= 300 ml
	abends und zur Nacht:	Mineralwasser (auch ohne Kohlensäure), Früchtetee, Kräutertee oder ein Glas Wein oder ein Glas Bier	= 200 ml
	Tagesmenge		= 1.8 l

Abb. 2: Trinkplan (aus Füsgen 1992)

69

Was kann beim Verstecken von Gegenständen getan werden?

Viele Alzheimer-Kranke neigen dazu, ihr Geld und andere Wertsachen zu verstecken. Wenn sie diese später dann nicht mehr wiederfinden, weil sie das Versteck vergessen haben, glauben sie häufig, sie seien bestohlen worden. Tatsächlich haben sie die Wertsachen aber selbst versteckt und können sich nur nicht mehr erinnern, wo dies war. Bevor sie nachfragen oder vermuten, Angehörige oder andere Menschen hätten die Gegenstände weggenommen, stöbern die Kranken sehr oft in allen möglichen Schränken, Kommoden und Ecken herum.

Wenn etwas gesucht werden muss, hat es keinen Zweck, die Kranken zu fragen, wo sie es möglicherweise hingetan haben. Am besten versichert man ihnen, dass man es auch schlimm findet, wenn wichtige Dinge verschwinden, sucht dann gemeinsam mit ihnen und freut sich ebenfalls gemeinsam, wenn man sie findet. Auch dann hat es keinen Zweck, die Kranken darauf hinzuweisen, dass sie das Geld oder die Wertsachen ganz offensichtlich selbst dorthin getan haben.

Abfall kontrollieren

Es lohnt sich aus solchen Gründen auch Mülleimer und Papierkörbe vor dem Entleeren oder Wäschestücke vor dem Einfüllen in die Waschmaschine nochmals anzuschauen und zu überprüfen, ob nicht aus Versehen irgendwelche Wertgegenstände darin gelandet sind. Es wäre nicht das erste Mal, das Geld in Abfalleimern oder in der Wäsche zu finden ist. Andere beliebte Verstecke sind Falten der Polsterung von Sesseln und Sofas.

Geschickt ist es, die Lieblingsverstecke der Kranken herauszufinden, ohne es ihnen zu sagen. Dann kann man regelmäßig dort nachsehen und darauf achten, dass es nicht zu Problemen kommt. Bei einem Verstecken von Essen sollte man den Kranken häufiger trockenes Gebäck anbieten, das auch nach längerer Zeit in einem Versteck nicht unangenehm riecht. Einige nützliche Vorsichtsmaßnahmen für den Fall, dass Alzheimer-Kranke häufiger Dinge verstecken, sind in folgender Tabelle zusammengestellt.

● **Tab. 11: Vorsichtsmaßnahmen bei häufigem Verstecken**

Bereich	Maßnahmen
Wichtige Urkunden und Schriftstücke	Aufbewahren an einem sicheren Ort (abgeschlossener Schrank, Safe), Fotokopien anfertigen
Schlüssel	An Schlüsselringe lassen sich zum Beispiel kleine Anhänger anbringen, die auf Pfeifen reagieren und das Finden der Schlüssel erleichtern; Ersatzschlüssel an einem sicheren Ort (z. B. bei Nachbarn) hinterlegen
Essen	Zwischen den gemeinsam eingenommenen Mahlzeiten bevorzugt nicht verderbliches Essen anbieten
Post	Abschließbarer Briefkasten
Geld	Größere Mengen an sicherem Ort verwahren
Wertvoller Schmuck	Original an sicherem Ort verwahren, ähnlichen Modeschmuck kaufen

Wie kann häufiges Weglaufen verhindert werden?

Nur wenige Pflegeheime und Kliniken verfügen über abgeschlossene Gärten oder Höfe, in denen sich Alzheimer-Kranke ohne das Risiko eines Weglaufens bewegen können. Bei vielen Hausgärten sind die Zäune oder Begrenzungsmauern nicht ausreichend hoch, um ein Ausreißen zu verhindern. Obwohl auch Alzheimer-Kranken soweit wie möglich Selbstständigkeit und Unabhängigkeit gewährt werden sollten, besteht für sie zweifelsfrei eine erhöhte Unfallgefahr beim Verlassen der vertrauten häuslichen Umgebung ohne jede Begleitung.

Riskante Freiheit

Diese hängt natürlich von dem jeweiligen Wohnort ab und ist in einem kleinen Dorf mit funktionierender Nachbarschaft weitaus geringer als in einer Großstadt, wo meist keiner auf den anderen achtet. Jeder Angehörige und Betreuer muss für sich und seine Situation deshalb entscheiden, welchen Mittelweg zwischen »Einsperren« auf der einen Seite und dem Risiko eines plötzlichen Weglaufens auf der anderen Seite er gehen will. Gerade früher sehr aktive Alzheimer-Kranke können nach wie vor einen starken Selbstbestimmungs- und Bewegungsdrang haben und möchten möglichst wenig von anderen abhängig sein.

Sichtschutz vor Haustüre

Schon ein Verstecken der Haustüre durch einen Vorhang oder einen Wandschirm kann sehr nützlich sein. Ein Abschließen der Haustür oder der Einbau eines komplizierteren Zusatzschlosses stellt den nächsten Schritt dar und im Extremfall können Warn- oder Alarmsysteme nötig werden. Auch dann wird es sich aber nicht völlig verhindern lassen, dass Betroffene plötzlich einmal verschwinden.

Einfache Mittel, die zu einem rascheren Zurückbringen oder Auffinden führen können, bestehen z. B. in folgenden Maßnahmen:

- Verstecken Sie die Straßenschuhe der Betroffenen. In Hausschuhen fallen sie eher auf!
- Legen Sie Visiten- oder Adresskärtchen in den Geldbeutel!
- Hängen Sie ein kleines Schildchen um den Hals oder binden Sie es um den Arm, auf dem Name, Adresse und Telefonnummer angegeben sind. Nicht alle Betroffenen sind jedoch bereit, etwas Derartiges zu tragen!
- Nähen Sie die Personalien wie Name und Adresse in Kleidungsstücke ein!
- Bewahren Sie stets mehrere, aktuelle Fotos der Kranken im Haus und am besten auch im Handschuhfach des Autos auf, um sie gegebenenfalls für Suchmaßnahmen weitergeben zu können!

Mit Freude begrüßen

Kommen die Kranken schließlich zurück oder werden sie zurückgebracht, sind Vorwürfe weder angebracht noch nützlich. Statt dessen sollten sie in den Arm genommen und freundlich begrüßt werden, auch wenn es durch ihr Verschwinden große Aufregung gegeben hat. Es ist erstaunlich, wie lange Strecken manche Alzheimer-Kranke laufen können. Manchmal irren sie in einem Ort oder sogar einer Stadt solange umher, bis sie eine bestimmte Straße, ein bestimmtes Gebäude oder einen anderen Platz gefunden haben, der in ihrem früheren Leben eine besondere Bedeutung hatte.

Wie kann für Notfälle vorgesorgt werden?

Eine berechtigte Sorge vieler Angehöriger besteht darin, was werden soll, wenn sie selbst einmal plötzlich schwer erkranken oder sich aus anderen Gründen vorübergehend einmal nicht mehr um die Kranken kümmern können. Für solche Situationen empfiehlt es sich, frühzeitig eine Liste mit den wichtigsten Informationen zusammenzustellen. Diese Liste, bei der man sich an der nachfolgenden Tabelle orientieren kann, sollte möglichst konkret sein und an einem gut zugänglichen Ort aufbewahrt werden, wo sie leicht gesehen oder gefunden werden kann

● **Tab. 12: Notfall-Vorbereitungen bei Ausfall des Betreuers**

	Vorbereitungen
Telefonnummern und Adressen	Wichtige Familienangehörige? Sonstige Betreuer, Freunde, Nachbarn? Hausarzt, Facharzt? Notarzt? Krankenhaus?
Tagesablauf	Üblicher Zeitpunkt für: • Aufstehen? • Frühstücken? • Waschen/Baden? • Toilette (wie oft?)
Inkontinenz	Ausmaß und Gegenmaßnahmen?
Ermährung	Besonderheiten (Vorlieben, Abneigungen, Diät)? Übliche Trinkmenge? Allergien?
Medikamente	Art, Dosis und Zeitpunkt der Gabe (mit oder ohne Flüssigkeit, zum Essen etc.)?
Fähigkeiten	Was geht alleine, wobei ist welche Hilfe erforderlich? • An- und Ausziehen? • Waschen, Toilette? • Essen und Trinken?
Vorlieben	Lieblingsbeschäftigung (Hobbys)? Lieblingsmusik, Gesprächsthemen etc.?
Schlafgewohnheiten	Übliche Zeit des Zubettgehens? Tagsüber Nickerchen? Nächtliches Umherlaufen (bewähre Maßnahmen)?
Besondere Angewohnheiten	Art und Maßnahme?

Entlastung und Hilfe von außen

Selbst der geduldigste und gesündeste Mensch kommt irgendwann bei der Pflege eines Alzheimer-Kranken an die Grenzen seiner Kraft. Sei es, dass es rein körperlich nicht mehr dazu ausreicht, z. B. bettlägerige Patienten zu betten oder zu versorgen, oder dass die Psyche revoltiert und einfach auf Abstand und Erholung drängt. Für diese Fälle – aber auch schon bevor es so weit kommt – bietet unser Sozialstaat mehrere Möglichkeiten der Hilfe und Entlastung, zwischen denen der Angehörige in Abschätzung seiner Situation für sich das Nötige wählen kann.

Welche ambulanten Hilfsleistungen gibt es?

Eine ambulante Pflege und Betreuung von Alzheimer-Kranken ist auf verschiedene Arten möglich, so z. B. durch:

- ambulante Pflegedienste,
- Betreuungsgruppen,
- ehrenamtliche Helfer,
- Essen auf Rädern,
- Haushaltshilfen,
- Nachbarschaftshilfe,
- Sozialstationen.

Die Einführung der Pflegeversicherung in Deutschland hat sich auch im ambulanten Bereich günstig ausgewirkt, da sie sowohl die weitestgehende Betreuung der Kranken zu Hause, als auch die vorübergehende Entlastung der Betreuer unterstützt. Erfreulicherweise ist es in den letzten Jahren zu einer starken Zunahme des Angebots ambulanter Pflegedienste gekommen, wobei die meisten neuen Angebote von Privatfirmen stammen. Im Gegensatz zu den von Kirchen oder Wohlfahrtsverbänden getragenen Einrichtungen sind sie zwar darauf angewiesen, aus ihrer Tätigkeit einen finanziellen Gewinn zu erzielen, was jedoch nicht bedeutet, dass ihre Dienste deswegen zwangsläufig schlechter sind.

Haushalthilfen sind eine weitere Form einer ambulanten Pflege und Betreuung von Alzheimer-Kranken, die von unterschiedlichen Trägern wie z. B. privaten Pflegediensten oder Sozialstationen angeboten werden. Häufig übernehmen dabei auch Zivildienstleistende Tätigkeiten wie Einkaufen, Kochen oder Wohnungsreinigung. Betroffene bzw. deren Familien können sich auch privat und aus ihrem Bekanntenkreis eine entsprechende Person suchen.

Tipps zur richtigen Auswahl des ambulanten Pflegedienstes

- Anfordern von Informationsmaterial mehrerer infrage kommender Pflegedienste und Vergleich der Unterlagen;
- Überprüfen der Erreichbarkeit;
- Nachfragen bei der Krankenkasse oder bei Wohlfahrtsverbänden, ob ein Pflegedienst besonders empfohlen wird und ob dessen Leistungen übernommen werden;
- Nachfragen zur Qualifikation der Mitarbeiter bei dem Pflegedienst, welche Grundausbildung und/oder Spezialausbildung;
- Informationsgespräch über die angebotenen Leistungen, Beginn und Organisation des Einsatzes und die Kostenfrage (Einzelleistungen, Pauschalbeträge, Finanzierungsmöglichkeiten);
- Klärung, ob die Kranken immer durch dieselbe Pflegekraft betreut werden, Ausnahme natürlich Urlaub oder Krankheit;
- Nachfrage, ob bei Bedarf Wochenend-, Abend- oder Nachtdienst gewährleistet ist;
- Sicherstellen, dass sich die Mitarbeiter eingehend über die Krankheits- und Lebensgeschichte informieren und einen ersten Besuch zum kennen lernen machen;
- Sicherstellen, dass es eine Pflegedokumentation mit Festhalten der Pflegeziele, durchgeführten Maßnahmen und ärztlichen Verordnungen gibt

Die verschiedenen Angebote von Betreuungsgruppen, ehrenamtlichen Helfern, Essen auf Rädern, Nachbarschaftshilfe und Sozialstationen unterscheiden sich von Region zu Region bzw. von Stadt zu Stadt deutlich. Hier ist es empfehlenswert, sich mit der nächstgelegenen Alzheimer-Gesellschaft in Verbindung zu setzen.

Welche Möglichkeiten einer zeitweisen Unterbringung sind vorhanden?

Der Sinn und Nutzen von Tagesstätten, Tagespflegeheimen und Tageskliniken besteht in allererster Linie in einer vorübergehenden Entlastung der Angehörigen, denen damit die Möglichkeit einer Berufstätigkeit, eines Urlaubs oder Erholung gegeben wird. Für die Kranken selbst bestehen die Hauptvorteile im Erleben einer sicheren und unterstützenden

Umgebung sowie in der Verminderung sozialer Vereinsamung. Auch bei schon fortgeschrittener Demenz können in einer solchen Gruppe noch befriedigende Rollen und Aufgaben gefunden werden. Mehrere Besuche oder auch Probetage vor der Aufnahme in solche Einrichtungen sind sinnvoll.

Von Gemeinden, gemeinnützigen Vereinen oder Wohlfahrtsverbänden getragene Tagesstätten für ältere oder psychisch kranke Menschen sind nur für solche Alzheimer-Kranke geeignet, die noch wenig Pflege und Betreuung benötigen. Die entsprechenden Einrichtungen können auch unregelmäßig und oft kostenlos besucht werden. Angebote bestehen z. B. in gemeinsamen Spielen und Ausflügen. Manchmal wird auch für eine teilweise Verpflegung gesorgt.

Psychiatrischen Zentren angeschlossen

In Tagespflegeeinrichtungen werden die Kranken in der Regel werktags während der Arbeitszeit versorgt und von den berufstätigen Angehörigen abends und am Wochenende nach Haus abgeholt. Manche Kranke sind zwar durch den täglichen Wechsel der Umgebung zunächst überfordert, die meisten gewöhnen sich aber relativ rasch daran. Oft sind Tageskliniken an psychiatrische Kliniken oder so genannte gerontopsychiatrische Zentren angeschlossen.

Wenn es zu Hause oder im Alten- beziehungsweise Pflegeheim etwa durch aggressives Verhalten zu anderweitig nicht mehr lösbaren Problemen kommt, kann eine vorübergehende oder gelegentlich auch dauernde Unterbringung in einer psychiatrischen Klinik erforderlich werden. Trotz zahlreicher Verbesserungen im Vergleich zu anderen Fachabteilungen, ist es um diese psychiatrischen Krankenhäuser oder ihre entsprechenden Abteilungen im Hinblick auf Einrichtung und Personalausstattung oft immer noch schlechter bestellt.

Welche Wohlfahrtsverbände gibt es?

Auch in Deutschland gehören die freien Wohlfahrtsverbände zu den wichtigsten Trägern von sozialen Diensten und sind damit oft auch Anlaufstellen für Angehörige von Rat suchenden Alzheimer-Kranken. Man muss kein Mitglied sein, um Hilfe wie Sozialstationen, Vermittlung von Zivildienstleistenden, »Essen auf Rädern« oder Fahrdienste in Anspruch nehmen zu können und auch die Konfession spielt keine Rolle.

Die Dachorganisation der freien Wohlfahrtspflege in Deutschland ist der Deutsche Paritätische Wohlfahrtsverband (DPWV), der aus rund 3000 rechtlich selbstständigen Organisationen besteht und sich in Landesverbände und über 100 überregionale Mitgliederorganisationen gliedert, dazu gehören u.a.:

- Die Deutsche Arbeiterwohlfahrt (AWO),
- Das Deutsche Rote Kreuz (DRK),
- Der Deutsche Caritasverband (Caritas),
- Das Diakonische Werk (Diakonie),
- Die Zentralwohlfahrtsstelle der Juden in Deutschland (ZWST).

Heimelige Atmosphäre schaffen

Wie generell bei Krankenhausaufenthalten ist es günstig, einige persönliche Dinge der Kranken wie Bilder oder ihre Nachttischlampe mitzunehmen. In der Klinik ist ein möglichst gleich bleibender Tagesablauf vorteilhaft und über anstehende Untersuchungen sollten die Kranken – soweit möglich – rechtzeitig und wiederholt informiert werden. Während ihres Aufenthalts ist es wünschenswert, dass Alzheimer-Kranke immer von denselben Pflegekräften versorgt werden, was in manchen Kliniken durch Einführung der so genannten Zimmerpflege gewährleistet ist.

In einer geschlossenen Abteilung oder Einrichtung können Alzheimer-Kranke gegen ihren Willen nur bei Einrichtung einer Betreuung und mit zusätzlicher gerichtlicher Genehmigung untergebracht werden. Voraussetzung ist eine Selbstgefährdung oder Untersuchungs- bzw. Behandlungsbedürftigkeit. Eine Unterbringung aus »erzieherischen Gründen« ist nicht zulässig.

Wann wird eine Heimaufnahme sinnvoll?

Die Aufnahme in ein Alten- oder Pflegeheim geht mit einem Verlust an Eigenständigkeit und Selbstbestimmungsmöglichkeiten einher, unter denen auch Alzheimer-Kranke durchaus noch leiden können. Die Krankheitszeichen sind jedoch bei allen Betroffenen irgendwann so stark ausgeprägt, dass sie sich nicht mehr selbst versorgen können und mehr oder wenig ständiger Pflege und Aufsicht bedürfen. Oft fehlen die räumlichen und sonstigen Voraussetzungen um dies in der eigenen Wohnung oder bei Angehörigen zu bewerkstelligen.

So können die Kranken alleinstehend sein oder ihre Partner können selbst an einer anderen Krankheit leiden. Oft gibt es auch niemanden in der Familie, der die notwendige Zeit hat, sich Tag und Nacht um die Betroffenen zu kümmern. Die Kranken können so unvernünftig und hilflos werden, dass sie z. B. in ihrem Zimmer einen Papierkorb anzünden und sich dann einfach ins Bett legen. Ein Grund für eine Heimaufnahme kann schließlich auch darin bestehen, dass die Pflegenden rein körperlich aufgrund ihres eigenen Alters oder durch Krankheiten und Behinderungen überfordert sind.

Eine Entscheidung der Familie

Eine dauerhafte Betreuung eines Alzheimer-Kranken in der eigenen Wohnung sollte nur dann erfolgen, wenn alle Familienmitglieder damit einverstanden sind. Dennoch wird sich auch bei sehr fürsorglichen Angehörigen eines Tages die Frage stellen, ob die Aufnahme in ein Alten- oder Pflegeheim nicht für alle Beteiligten die sinnvollste und beste Lösung ist. Unter einer über die Kräfte der Familie hinausgehenden Belastung leiden nicht nur die Betroffenen, sondern auch die anderen Familienmitglieder. Die durch eine Heimaufnahme eintretende Entlastung kommt dann sowohl dem Zusammenhalt der Familie als auch den Kranken zugute. Es steht auch wieder mehr Zeit für Gespräche, Spaziergänge und Spiele mit den Kranken zur Verfügung.

Ähnlich wie beim Autofahren empfiehlt es sich, die Frage einer Heimaufnahme im Kreis der Familie oder anderen Bezugspersonen rechtzeitig anzusprechen und sich nach einem geeigneten Platz umzusehen. Viele Pflegeheime haben lange Wartelisten und notfallmäßige Aufnahmen sind meist nicht möglich. Das heißt, dass spätestens dann die Frage einer Heimunterbringung geklärt werden sollte, wenn die Betroffenen zunehmend Hilfe und Unterstützung bei alltäglichen Verrichtungen wie Anziehen, Essen und Körperpflege brauchen. Der Hausarzt, die Krankenkasse und andere soziale Einrichtungen wie Sozialstationen, Essen auf Rädern oder ambulante Pflegedienste können vorübergehend weiterhelfen oder auch bei der Suche nach geeigneten Pflegeheimen helfen.

Absprache zu Beginn der Krankheit

Durch eine rechtzeitige einvernehmliche Regelung kann verhindert werden, dass sich später die Familienangehörigen oder Bezugspersonen schuldig fühlen, weil sie die Kranken ohne ihre Zustimmung oder sogar gegen ihren Willen in ein Pflegeheim gebracht haben. Im Zweifelsfall kann der behandelnde Arzt diese Entscheidung den Betroffenen gegenüber vertreten und deren eventuellen Unmut auf sich nehmen.

Bei Befragungen von Angehörigen, die sich nicht mehr in der Lage sahen, Alzheimer-Kranke zu Hause zu betreuen, wurden als wichtigste Gründe für eine Heimunterbringung die fehlende Kontrolle beim Wasserlassen und Stuhlgang – besonders auch außerhalb der Toilette –, unangemessene Beschimpfungen und Unterstellungen, Probleme beim Essen, aggressives Verhalten und nächtliches Umherwandern genannt.

Frühzeitig Initiative ergreifen

Leider ist die Situation hinsichtlich guter Pflegeheime in Deutschland wie in den meisten anderen Ländern nicht sehr erfreulich. Noch immer besteht das Behandlungsziel oft hauptsächlich darin, die Bewohner »ruhig und trocken« sowie »satt und sauber« zu halten. Außerdem sind die meisten Pflegeheime teuer und die Kosten z. B. höher als die Rente der Betroffenen. Dies sind aber letztlich nur weitere Gründe dafür, sich gegebenenfalls rechtzeitig nach einem geeigneten Platz und den Möglichkeiten der Bezahlung umzusehen. Obwohl zurzeit in Deutschland nur jeder fünfte Alzheimer-Kranke in Alten- oder Pflegeheimen untergebracht ist, wird rund die Hälfte aller Pflegeheimbetten durch sie belegt.

Worauf ist bei einer Heimaufnahme zu achten?

Es ist sehr gut, wenn Alzheimer-Kranke das für sie ausgesuchte Pflegeheim vor einem endgültigen Umzug versuchsweise kennen lernen können. Dies betrifft sowohl ihr Zimmer als auch das »Klima« der jeweiligen Einrichtung, die Hausordnung und die Möglichkeiten eigene Einrichtungsgegenstände und Bilder sowie kleine Haustiere wie Goldfische oder Wellensittiche mitzubringen.

Der erste Besuch von Alzheimer-Kranken nach einer Heimunterbringung kann für beide Seiten sehr belastend sein. Für die Angehörigen unter anderem deshalb, weil sie erstmals mit noch schwerer Erkrankten konfrontiert werden, die unter Umständen im gleichen Zimmer untergebracht sind. Hinzu kommt, dass Alzheimer-Kranke nach einem Umzug oft eine vorübergehende und manchmal sogar dauernde Verschlechterung ihrer ja ohnehin schon gestörten geistigen Leistungsfähigkeit zeigen. Diese kann so weit gehen, dass sie z. B. erstmals ihre eigenen Angehörigen nicht mehr erkennen.

Informationen einholen

Die wichtigsten Merkmale, die bei der Auswahl eines Heims beachtet werden sollten, sind in Tabelle 13 zusammengestellt. In jedem Fall sind eine frühzeitige Anmeldung, Klärung der Kostenfrage und gegebenenfalls Einrichtung einer Betreuung zu empfehlen. Günstig sind auch persönliche Gespräche der Angehörigen nicht nur mit der Heimleitung, sondern auch mit Bewohnern und deren Familien, Pflegepersonal und – sofern vorhanden – einem Heimbeirat.

Trotz allem Abbau und Verlust von geistigen und auch körperlichen Fähigkeiten bleibt jeder Alzheimer-Kranke ein einzigartiger Mensch, wie es keinen Zweiten auf der Erde gibt. Die Leitung und Mitarbeiter von Heimen, die nicht nur an einer Unterbringung von Insassen, sondern an den Besonderheiten ihrer Bewohner interessiert sind, wissen dies zu schätzen und sind für spezielle Informationen durch die Angehörigen sehr dankbar. Vermeintliche Fachleute, die etwa sagen »Ach wissen Sie, letztlich sind ja doch alle Kranken gleich« irren sich oder haben keine Ahnung. Es sollte stets ein Hinweis sein, sich eher nach einem anderen Heim umzusehen.

Nützliche Informationen für das Heimpersonal

Die Informationen für das Pflegepersonal sollten persönliche Daten, Eigenheiten, Vorlieben sowie Gewohnheiten berücksichtigen, um einen persönlichen Umgang zu gewährleisten. Auch die Daten, die bereits als Liste für Notfallsituationen (Tab. 12, S. 73) zusammengestellt sind, machen Sinn. Bildbände mit Fotos, Urkunden und anderen Dokumenten aus dem Leben der Kranken eignen sich zur vollständigen Ergänzung. Im Einzelnen sollte das Pflegepersonal Bescheid wissen über:

- Bevorzugte Anrede: ob förmlich Frau/Herr XY oder lieber Kosename;
- Telefonnummern und Adressen: Wer ist der Hauptbetreuer bzw. wichtigste Familienangehörige?
- Kosename des Hauptbetreuers und wer sonst noch zum Pflegekreis (weitere Angehörige Freunde oder Nachbarn) gehört;
- Geburtsdatum und -ort;
- Familiengeschichte: Namen der Eltern (Sterbejahre), Besonderheiten der elterlichen Familie, Geschwister mit Namen und eventuellen Sterbejahren, besondere Ereignisse in der Jugend etc.;
- Kinder: Namen, Geburtstage, Adressen und Telefonnummern, ggf. Alter und Namen von Enkelkindern;

- Schule und Beruf: Art und Dauer der Ausbildung, Ausbildung als was und wo, berufliche Entwicklung, verschiedene Stellungen wie Schule, Beruf, Ausbildung;
- Militärzeit, wann und wo und welche besonderen Ereignisse;
- Wohnorte: Wann und wo wie lang?
- Hobbys und andere Interessen wie z.B. Sport, Musik, Lieblingskomponisten oder -interpreten? Beliebte Radio- und Fernsehsendungen, Gesprächsthemen etc;
- Inkontinenz: Ausmaß und bewährte Gegenmaßnahmen;
- Ernährung: Besonderheiten, Vorlieben, Abneigungen, Diät, Allergien;
- Fähigkeiten: Was geht alleine, wobei ist welche Hilfe erforderlich?
- Schlafgewohnheiten: übliche Zeit des Zubettgehens, tagsüber Nickerchen, nächtliches Umherlaufen und bewährte Maßnahmen dagegen;
- Angewohnheiten: Art und Maßnahmen bei störendem Ausmaß?

Welches Heim ist geeignet? – Kriterien zur Auswahl

● **Tab. 13: Merkmale zur Auswahl eines Pflegeheims für Alzheimer-Kranke**

Bereich	Merkmale
Träger und Kosten	Privat oder öffentlich? Offenlegung aller Kosten und Zusatzkosten? Entgegenkommen bei finanziellen oder sonstigen Problemen?
Lage	Gute Erreichbarkeit für Angehörige und Freunde? Öffentliche Verkehrsmittel in der Nähe? Ruhige, sichere Lage? Parks zum Spazierengehen in der Nähe?
Baulich	Eher Wohn- oder Krankenhauscharakter? Freundlicher Eingangsbereich? Ausgänge kontrollier- bzw. überwachbar? Ausreichend große und freundliche Gemeinschafts- und Gruppenräume? Überschaubarer Grundriss ohne versteckte Ecken und Winkel? Gute Kennzeichnung und Beschriftung wichtiger Räume? Cafeteria? Behindertengerecht, einschließlich WC/Bad? Griffstangen, Handläufe und andere Hilfen für Gangunsichere? Weglaufsicherer Garten? Besondere Orientierungshilfen z. B. für Toiletten? Sicherheitsanlagen, Notausgänge und Fluchtwege vorhanden, richtig gekennzeichnet und in Ordnung?
Zimmer/ Einrichtung/ Möbel	Eigene Einrichtungsgegenstände wie Bilder, Stuhl, Bücher, Regal, Tagesdecke für das Bett erlaubt? Angemessene, rutschfeste Bodenbeläge mit Kontrast zu Möbeln und Wänden? Angemessene Beleuchtung mit Abschirmen direkten Sonnenlichts und ohne Glanzeffekte bei der künstlichen Beleuchtung? Mobiliar wohnlich, bequem und standfest? Eigener und ausreichend großer Schrank für Wäsche und anderes Eigentum? Vorhänge und Fenster leicht bedienbar? Offenes Fenster ungefährlich, eventueller Balkon mit ausreichend hohem Geländer? Tisch und Stühle für Kranke und Besucher? Genug Platz auch für Rollstuhlbenutzer? Am Bett Leselampen und Rufanlage für Pflegepersonal Fernseh- und Telefonanschlüsse? Eigenes Bad/WC mit Rufanlage sowie zusätzlichen Halte- und Griffstangen?

Fortsetzung Tabelle 13

Bereich	Merkmale
	Pflanzen ungiftig?
	Realitäts-Orientierungs-Tafel?
Ordnung und Sauberkeit	Ausreichende Ordnung und Sauberkeit?
	Kleidung und Äußeres des Pflegepersonals?
	Bäder/WCs hygienisch?
	Küche sauber?
Verpfle-gung	Gut, abwechslungsreich und ausreichend?
	Spezielle Diäten bei Bedarf möglich?
	Ausreichend Zeit und gegebenenfalls Hilfe beim Essen?
	Zusätzliches Angebot von kleinen Zwischenmahlzeiten?
	Jederzeit Getränke verfügbar?
Bewohner	Sind nur wenige Bewohner bettlägerig?
	Wach oder »verhangen« (Medikamente)?
	Gut gekleidet und gepflegt (Rasur, Frisur)?
Personal	Zahl und fachliche Qualifikation des Pflegepersonals, sowohl tagsüber als auch nachts?
	Starker Wechsel als Hinweis auf Unzufriedenheit?
Ärztliche Betreuung	Recht auf freie Arztwahl?
	Zusammenarbeit mit Nervenarzt bzw. Neurologe/Psychiater?
»Klima«, Umgangs-formen	Angenehme, freundliche Atmosphäre?
	Bewohner respektiert und nicht »vorgeführt«?
	Anklopfen beim Betreten von Zimmern?
	Bewohner geduzt oder mit »Sie« angesprochen?
	Sprechen der Pflegekräfte über Kranke in deren Anwesenheit?
	Ermutigen der Bewohner, kleine Aufgaben selbst zu übernehmen?
	Ruhige und gelassene Reaktion auf Fehlverhalten?
	Besuche jederzeit möglich?
	Zimmer, in dem sich Besucher ungestört mit Bewohnern unterhalten können?
Angebote	Krankengymnastik, Beschäftigungstherapie, Kunsttherapie wie Musizieren, Singen oder Malen, etc.?
	Besondere Angebote für Alzheimer-Kranke
	Kontakt zu Kirchen?
	Regelmäßige Ausflüge?
Spezielle Angebote	Unterbringung offen oder auf so genannten beschützenden, geschlossenen Stationen?
	Besonderes Pflegekonzept mit Berücksichtigung der jeweiligen Lebensgeschichte?

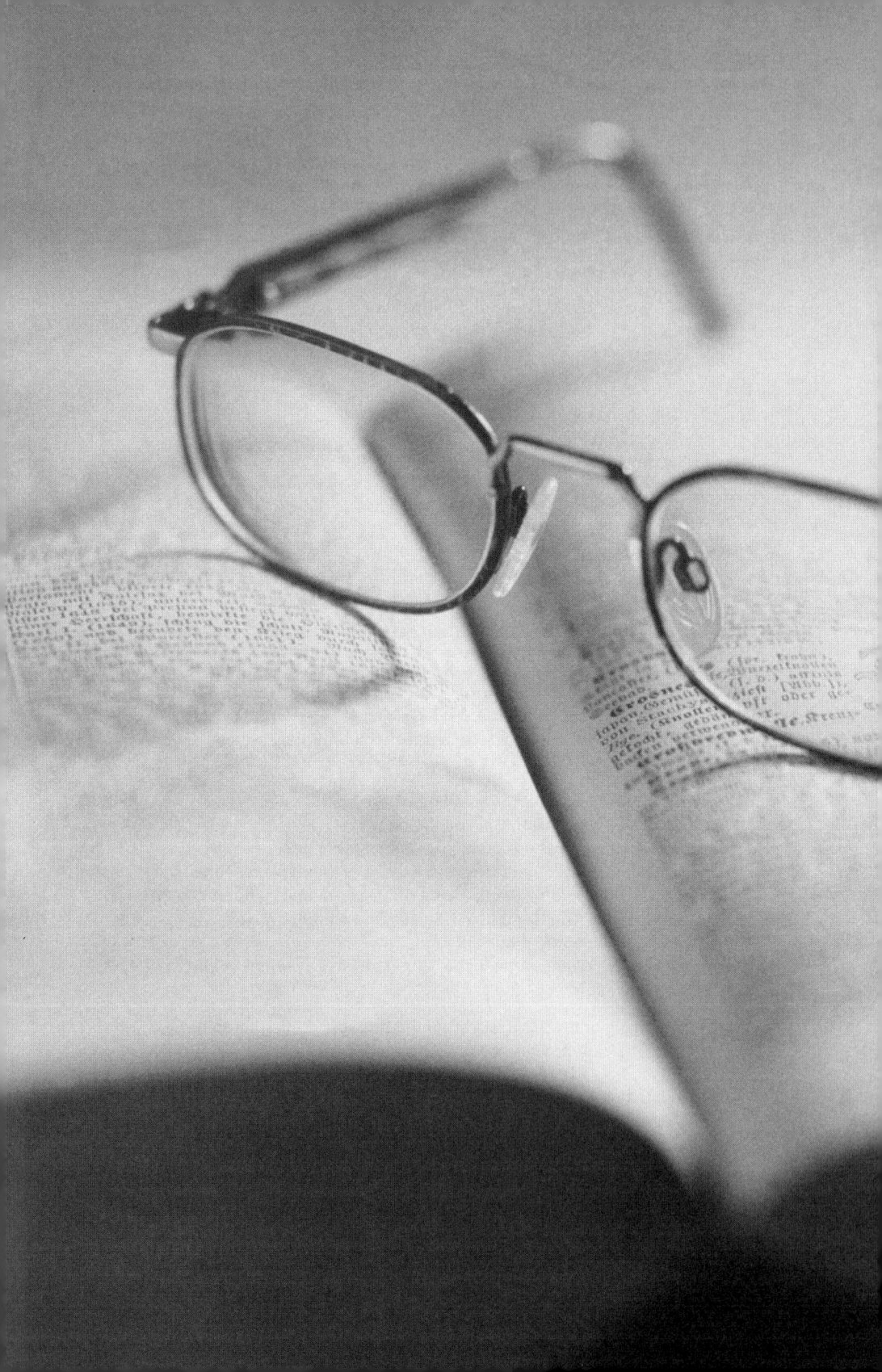

Recht, Gesetz und finanzielle Unterstützung

Pflegebedürftigkeit, Steuervergünstigungen, Mündigkeit
oder Haftpflicht sind gesetz-
lich festgelegte Sachverhalte,
deren Kenntnis oft ein aus-
giebiges Paragraphenstudium
voraussetzen. Den Weg durch
den Wirrwarr der Justiz und
der Finanzen gilt es zu durch-
schreiten, um in den Genuss
von staatlichen Vergünstigungen zu kommen oder finan-
ziellen Schaden abzuwenden.
Ein Auszug mit den wichtigsten Aspekten für die Alzheimer-Krankheit erleichtert
den Einstieg und sorgt für
Orientierung.

Pflegeversicherung und staatliche Zuwendungen

Durch die seit 1995 in Deutschland geltende Pflegeversicherung ist auch die Pflege von Alzheimer-Kranken in wesentlichen Bereichen abgedeckt. Ein Angehöriger findet jetzt bei seinem pflegerischen Einsatz dadurch nicht nur finanziellen Ausgleich. Es stehen aber noch weitere Töpfe für chronisch Kranke, pflegende Betreuer oder belastete Familien zur Verfügung: Abhängig vom Familieneinkommen gibt es staatliche Zuwendungen sowie Härtefallregelungen in den Krankenkassen. Unabhängig vom Einkommen können pflegerische Extraausgaben steuerlich abgesetzt sowie durch den Schwerbehindertenausweis zahlreiche Ermäßigungen und Privilegien in Anspruch genommen werden.

Welche Unterstützung bietet die Pflegeversicherung?

Die Pflegeversicherung ergänzt neben der Kranken-, Unfall-, Arbeitslosen- und Rentenversicherung als »fünfte Säule« das System der Sozialversicherungen. Dies gilt auch für privat krankenversicherte Alzheimer-Kranke, weil die Leistungen der privaten Versicherungsgesellschaften für vorgeschriebene Pflegeversicherungen denjenigen der gesetzlichen Krankenkassen entsprechen. Von Anfang an kamen pflegebedürftige Mitglieder sowohl privater wie auch gesetzlicher Kassen in den Genuss der neuen Bestimmungen. Die Pflegeversicherung ist keine Vollversicherung, sondern dient der finanziellen Entlastung des Pflegebedürftigen und seiner Familienangehörigen. Selbsthilfe, Hilfe durch Familienangehörige bzw. Fremdhilfe über das Sozialamt werden durch sie jedoch nicht entbehrlich.

Freie Wahl der Versorgung

Oberster Grundsatz in der Pflegeversicherung ist, dass die zu gewährenden Hilfeleistungen den Pflegebedürftigen nach Möglichkeit ein selbstständiges und selbstbestimmtes Leben ermöglichen sollen. Pflegebedürftige haben das grundsätzliche Recht der Entscheidung darüber, wo und von wem sie gepflegt werden möchten. Die Pflegekasse kann nicht entscheiden, ob die Pflege in der eigenen Wohnung, bei Verwandten, Bekannten oder in einem Pflegeheim in Anspruch genommen werden soll. Der Wunsch des Pflegebedürftigen ist in jedem Fall zu respektieren, wenn eine angemessene Versorgung sichergestellt und die pflegerischen Voraussetzungen erfüllt sind.

Pflicht zur Beratung und Einsicht

Die Pflegekassen sind zu einer allgemeinen und individuellen Beratung verpflichtet. Hierzu gehören z. B. Informationen über Leistungsverpflichtungen anderer Leistungsträger wie der Krankenkassen bei Massagen, Krankengymnastik, Beschäftigungstherapien etc. oder der Rentenversicherung in Bezug auf Rehabilitationskuren.

Wird ein Gutachten durch den Medizinischen Dienst der Krankenkassen (MdK) erstellt, hat der Pflegebedürftige grundsätzlich das Recht der Einsicht. Dieses Recht kann er auch durch eine Person seines Vertrauens (Verwandte, Bekannte, betreuende Pflegekraft, Arzt) wahrnehmen lassen. Das Gutachten ist formgebunden und umfasst neun Seiten. Da aber bereits auf der sechsten Seite ein förmlicher Abschluss mit Unterschrift erfolgt, kommt es vor, dass die Pflegekasse dem Bedürftigen die letzten drei Seiten vorenthält. Der Pflegebedürftige hat aber ein Recht auf das gesamte Gutachten.

Ausschöpfen weiterer Leistungsträger

Durch die Pflegeversicherung sind die bereits vor In-Kraft-Treten der Pflegeversicherung zur Leistung verpflichteten Sozialleistungsträger nicht von ihrer Pflicht entbunden. Nach dem Willen des Gesetzgebers bleiben Forderungen auf Entschädigungsleistungen aus der gesetzlichen Unfallversicherung, nach dem Bundesversorgungsgesetz oder dem Beamtenversorgungsgesetz bestehen.

Zwar sind die Ansprüche aus der Pflegekasse nachrangig, d.h. zunächst werden die o.g. Leistungsträger, so sie verpflichtet sind, zur Leistung herangezogen und die Leistungsverpflichtung der Pflegeversicherung wird erst danach ermittelt. Andererseits können die anderen zur Leistung verpflichteten Träger die Höhe ihrer Leistung nicht nach den Leistungen der Pflegeversicherung ausrichten, d.h. die Höhe der Leistung ergibt sich aus der jeweiligen Versicherung selbst.

Wann liegt welche Pflegebedürftigkeit vor?

Um Leistungen aus der Pflegeversicherung zu erhalten, muss zunächst festgestellt werden, ob Pflegebedürftigkeit vorliegt. Pflegebedürftig ist, wer wegen einer körperlichen, geistigen oder seelischen Krankheit oder Behinderung

• der Hilfe Dritter bedarf,

- bei den gewöhnlichen und regelmäßig wiederkehrenden Verrichtungen im Ablauf des täglichen Lebens der Hilfe Dritter bedarf,
- Hilfen Dritter auf Dauer (mindestens auf die Dauer von sechs Monaten) in erheblichem oder höherem Maße bedarf.

Die Ursache einer Pflegebedürftigkeit muss stets eine organisch bedingte Krankheit oder Behinderung sein. Es reicht also nicht aus, wenn ein Hilfsbedarf z. B. aufgrund eines mangelnden Interesses an der Körperpflege oder wegen fehlender Fertigkeiten bei der hauswirtschaftlichen Versorgung besteht. Entsprechende Krankheiten, die diese Kriterien meistens erfüllen, sind u.a. »Störungen des Zentralnervensystems wie Antriebs-, Gedächtnis- oder Orientierungsstörungen....«, also auch die Alzheimer-Krankheit.

Leistungsfähigkeit als Kriterium

Die Pflegebedürftigkeit selbst definiert sich in der Unfähigkeit, bestimmte Verrichtungen im Ablauf des täglichen Lebens selbst auszuüben. Der Betroffene ist infolge einer Krankheit, eines Gebrechens oder einer Behinderung so eingeschränkt, dass er eben die Hilfe anderer zum Leben braucht. Maßstab zur Beurteilung der Pflegebedürftigkeit ist also die Fähigkeit zur Ausübung dieser Verrichtungen, aber nicht Art und Schwere vorliegender Erkrankungen oder Schädigungen.

Entscheidungen in einem anderen Sozialleistungsbereich über das Vorliegen einer Behinderung (GdB) oder die Gewährung einer Rente haben keine bindende Wirkung für die Pflegekasse und sagen auch nichts aus über das Vorliegen einer eigentlichen Pflegebedürftigkeit. Sie ist auch dann gegeben, wenn der Pflegebedürftige zwar zur Ausübung der Verrichtung rein motorisch in der Lage ist, jedoch deren Notwendigkeit nicht erkennen oder nicht in sinnvolles zweckgerichtetes Handeln umsetzen kann. Dies kommt bei »Antriebs- und Gedächtnisstörungen, verminderter Orientierung in der Wohnung oder Umgebung, bei Verwechseln oder Nichterkennen vertrauter Personen sowie bei Störungen der emotionalen Kontrolle« vor.

MdK erstellt entscheidendes Gutachten

Die Gewährung und Höhe der Leistungen aus der Pflegeversicherung wird von der im jeweiligen Einzelfall vorhandenen Hilfs- und Pflegebedürftigkeit abhängig gemacht. Dazu wird der Pflegebedürftige einer der drei Pflegestufen zugeordnet. Die Feststellung, ob tatsächlich Pflegebedürftigkeit vorliegt und auch die Einstufung erfolgt durch die gesetzliche

Pflegeversicherung nach Antragstellung des Kranken bzw. seiner Angehörigen durch die für sie zuständige Pflegekasse.

Dazu übergibt die Pflegekasse dem MdK den Antrag und weitere für die Begutachtung erforderlichen Unterlagen z. B. über frühere Krankheiten und Klinikaufenthalte. Die behandelnden Ärzte, insbesondere der Hausarzt, und die Betreuer von Kranken werden soweit wie erforderlich in die Vorbereitung der Begutachtung einbezogen.

Die Einsicht in die Unterlagen der behandelnden Ärzte ist dem MdK jedoch nur bei ausdrücklicher Erlaubnis des Patienten gestattet. Da eine Mitwirkungspflicht des Patienten besteht und die vorhandenen Unterlagen für eine Beurteilung hilfreich sind, sollte man die Einsicht nur dann verwehren, wenn triftige Gründe vorliegen.

Umfassende Analyse

Die Begutachtung selbst erfolgt durch Ärzte, Pflegefachkräfte oder sonstige Fachkräfte. Auch die privaten Pflegeversicherungen beauftragen damit einen Arzt oder sonstiges Fachpersonal. Die Untersuchung soll in der Regel im Wohnbereich des Antragstellers erfolgen und in angemessenen Zeitabständen wiederholt werden. Feststellungen zu pflegerischen Fragen können auch durch Pflegefachkräfte sowie Krankenschwestern und Krankenpfleger erfolgen.

Es ist Aufgabe des Arztes, alle für die Beurteilung der Pflegebedürftigkeit wichtigen medizinischen Feststellungen zu treffen, insbesondere was den ursächlichen Zusammenhang des Hilfebedarfs mit einer Krankheit oder Behinderung betrifft.

Aufgabe von Pflegekräften ist es, auf der Grundlage der Verrichtungen des täglichen Lebens den konkreten Hilfebedarf zu ermitteln, die Pflegesituation im Einzelfall zu beurteilen und einen individuellen Pflegeplan zu entwerfen. Der Arzt des MdK teilt sein Untersuchungsergebnis der Pflegekasse mit und empfiehlt dabei neben einem individuellen Pflegeplan mit Art und Umfang der Pflegeleistungen bei Bedarf auch Maßnahmen zur Behandlung.

Das Gutachten umfasst im Einzelnen:

- Aussagen über die notwendigen pflegerischen Leistungen und erforderlichen Hilfen,
- Aussagen über notwendige Hilfsmittel und technische Hilfen,

- Vorschläge für Maßnahmen zur Rehabilitation und zur Gesundheitsförderung,
- Prognosen über die weitere Entwicklung der Pflegebedürftigkeit,
- Aussagen über die Notwendigkeit und den Zeitabstand von Wiederholungsbegutachtungen;

Pflegestufe I, II oder III

Ob nun tatsächlich Pflegebedürftigkeit vorliegt und in welchem Grad, entscheidet letztendlich und maßgeblich also das Gutachten des MdKs, der von der Pflegekasse zur Erstellung beauftragt worden ist. Bei der Beantragung von Pflegegeld wird auch dazu Stellung genommen, ob die häusliche Pflege in geeigneter Weise gewährleistet ist. Aufgrund dieser gutachterlichen Untersuchung trifft die Pflegekasse ihre Leistungsentscheidung und teilt diese dem Antragsteller schriftlich mit. Die tägliche Mindestpflegezeit soll in den Stufen I, II und III bei einer, drei und fünf Stunden liegen.

Recht auf Widerspruch

Den Bescheid über seinen Antrag und über die Einstufung in eine der drei Pflegestufen erhält der Antragsteller von der Pflegekasse. Wie oben bereits erwähnt, hat der Antragsteller ein Recht auf die volle Einsicht in das Gutachten. Gegen den Bescheid der Pflegekasse oder die Einstufung kann der Pflegebedürftige Widerspruch einlegen; die Frist beträgt einen Monat.

Welche Leistungen übernimmt die Pflegeversicherung?

Die von der Pflegeversicherung abgedeckten »gewöhnlichen und regelmäßig wiederkehrenden Verrichtungen« im Sinne einer so genannten Grundpflege sind auf der vorigen Seite aufgeführt. Sie entsprechen dem Auswahlkatalog der Verrichtungen in den Bereichen Körperpflege, Mobilität und Ernährung, die auch für die Beurteilung der Pflegestufe herangezogen werden.

Entsprechend kommt die Pflegeversicherung für Aufgaben wie Waschen, Duschen oder Baden, Bettenmachen, Hautpflege, Haar- und Mundpflege, An- und Ausziehen, Lagern und Mobilisieren, Vorbeugung vor Druckgeschwüren, Gelenkversteifungen oder Thrombosen und Lungenentzündungen ebenso auf, wie für Rasieren oder Anlegen von Korsetten oder Prothesen. Die Kosten einer auf vier Wochen begrenzten häuslichen

Stufen der Pflegebedürftigkeit in Abhängigkeit der erforderlichen Hilfe

Stufe I Erhebliche Pflegebedürftigkeit besteht, wenn **mindestens 1 x täglich** für wenigstens zwei Verrichtungen aus nachfolgender Liste in den Bereichen Körperpflege, Ernährung oder Mobilität Hilfe geleistet werden müssen.

Stufe II Schwerpflegebedürftigkeit besteht, wenn **mindestens 3 x täglich** für wenigstens zwei Verrichtungen aus nachfolgender Liste in den Bereichen Körperpflege, Ernährung oder Mobilität Hilfe geleistet werden muss.

Stufe III Schwerstpflegebedürftigkeit besteht, wenn **rund um die Uhr (auch nachts)** mehrere Verrichtungen aus nachfolgender Liste in den Bereichen Körperpflege, Ernährung oder Mobilität Hilfe geleistet werden müssen.

- Körperpflege: Waschen, Duschen, Baden, Zahnpflege, Kämmen, Rasieren sowie Darm- und Blasenentleerung
- Ernährung: das mundgerechte Zubereiten oder die Aufnahme der Nahrung
- Mobilität: das selbstständige Aufstehen und Zubettgehen, An- und Auskleiden, Gehen, Stehen, Treppensteigen oder das Verlassen und Wiederaufsuchen der Wohnung
- Hauswirtschaftliche Versorgung (zusätzlich!) mehrfach pro Woche: Einkaufen, Kochen, Reinigen der Wohnung, Spülen, Wechseln und Waschen der Wäsche und Kleidung oder Beheizen« (§ 14)

Krankenpflege werden nach ärztlicher Verordnung nur dann übernommen, wenn sie der Vermeidung oder Verkürzung eines Krankenhausaufenthalts dienen.

Medizinische Leistungen zahlt die Krankenkasse

Im Gegensatz zu dieser Grundpflege gibt es noch die Behandlungspflege zur Durchführung ärztlicher Anordnungen. Dazu gehört z. B. Spritzen von Insulin oder anderer Medikamente, Verbandswechsel, Legen oder Wechseln von Blasenkathetern, Bereiten von Einläufen, Blutzucker-, Blutdruck- und Pulskontrolle, Einreibungen oder Wickeln, Kompressionsverbänden, Versorgen von Druckgeschwüren oder Verabreichen von Augentropfen. Diese Leistungen werden weiterhin von den Krankenkassen übernommen.

Die möglichen finanziellen Leistungen der Pflegeversicherung für Alzheimer-Kranke sind recht umfangreich und in nebenstehender Tabelle aufgelistet. Pflegebedürftige erhalten entsprechend ihrer Pflegestufe eine häusliche Pflegehilfe, die für Grundpflege und hauswirtschaftliche Versorgung zuständig ist. Für diese Kraft erhält man bis zu 2800 DM, in Härtefällen sogar 3750 DM pro Monat.

Die Zahl der dafür zustehenden Pflegeeinsätze und die maximalen Kosten pro Pflegeeinsatz werden zwischen den Pflegekassen und Leistungserbringern vereinbart. Für eine häusliche Pflegehilfe ist Voraussetzung, dass der Pflegebedürftige in seinem Haushalt oder in demjenigen der Pflegeperson betreut wird. Dieser Haushalt kann zwar auch in einem Altersheim sein, dann muss aber eine erkennbare Trennung von einem eventuell unter demselben Dach vorhandenen Pflegeheim bestehen.

Anstatt häuslicher Pflege kann ein monatliches pauschales Pflegegeld von bis zu 1300 DM zur Bezahlung der Grundpflege und hauswirtschaftlichen Versorgung des Pflegebedürftigen durch Angehörige, Nachbarn oder Freunde beansprucht werden. In der Pflegestufe I wird dabei einmal im Halbjahr, in der Pflegestufe II einmal im Vierteljahr der »professionelle« Pflegeeinsatz überprüft.

Zuschuss für Sachkosten

Für zum Verbrauch bestimmte Hilfsmittel wie Windeln, Unterlagen oder Desinfektionsmittel wird als Sachleistung ein Betrag von bis zu 60 DM im Monat zur Verfügung gestellt. Teure technische Hilfsmittel wie Pflegebetten und Notrufanlagen sollen vorzugsweise leihweise überlassen werden. Zur Verbesserung der Wohnverhältnisse wie eine Verbreiterung von Türen oder ein Einbau von Duschen bzw. Haltegriffen und -stangen können Zuschüsse bis zur Höhe von 5000 DM gewährt werden. Es kann auch eine Kombination aus Pflegegeld und Pflegesachleistung gewählt werden. Hat ein Kranker ihm zustehende Sachleistungen z. B. nur zu 80 Prozent ausgeschöpft, stehen ihm die restlichen 20 Prozent zur Auszahlung als Pflegegeld zu.

Voraussetzung zur Kostenübernahme für eine Ersatzpflegekraft bei Verhinderung der üblichen Pflegeperson wegen Urlaub, Krankheit oder aus sonstigen Gründen ist eine Pflegeleistung von mindestens einem Jahr vor einer ersten Inanspruchnahme nötig. Maximal vier Wochen und maximal 2800 DM werden für diesen Zweck gestattet.

Tab. 14: Leistungen der Pflegeversicherung

Hilfebereiche	Stufe I (erhebliche Pflegebedürftigkeit)	Stufe II (Schwerpflege-bedürftigkeit)	Stufe III (Schwerstpflege-bedürftigkeit)
1. Pflegesachleistung/Kostenerstattung für häusliche Pflegehilfe je Kalendermonat	750,– DM	1800,– DM	2800,– DM (in besonderen Härtefällen 3750,– DM)
2. Pflegegeld für selbstbeschaffte Pflegehilfe je Kalendermonat	400,– DM	800,– DM	1300,– DM
3. Kombinationsleistung aus 1. und 2. je Kalendermonat			z.B. 2240,– DM aus 1. (=80 %) und 260,– DM aus 2. (= 20 %)
4. Häusliche Pflege bei Verhinderung der Pflegeperson	bis 2800,– DM/Jahr	bis 2800,– DM/Jahr	bis 2800,– DM/Jahr
5. Pflegemittel und technische Hilfen – Verbrauchsmittel – technische Hilfsmittel – Zuschüsse für Verbesserung des Wohnumfeldes	bis 60,– DM/Monat bis zu 5000,– DM	bis 60,– DM/Monat bis zu 5000,– DM	bis 60,– DM/Monat bis zu 5000,– DM
6. Tages- und Nachtpflege (teilstationär) je Kalendermonat	bis 750,– DM	bis 1500,– DM	bis 2100,– DM
7. Kurzzeitpflege (vollstationär) je Kalendermonat	bis 2800,– DM	bis 2800,– DM	bis 2800,– DM
8. Vollstationäre Pflege je Kalendermonat	bis 2000,– DM	bis 2500,– DM	bis 2800,– DM (in besonderen Härtefällen)
9. Leistungen zur sozialen Sicherung der Pflegeperson je Kalendermonat	bis 600,– DM	bis 600,– DM	bis 600,– DM
10. Pflegekurse für Angehörige und ehrenamtliche Pflegepersonen	kostenlos	kostenlos	kostenlos

Alternativ vier Wochen Heim

Wenn eine häusliche Pflege nicht ausreichend gesichert ist, besteht Anspruch auf eine teilstationäre Betreuung in Tages- oder Nachtkliniken. Maximal 2100 DM pro Monat gibt es dafür in der Pflegestufe III. Auch hier ist eine Kombination von stationärer Pflege, Pflegegeld und häuslicher Pflegehilfe möglich, ohne dass die Höchstbeträge für die häusliche Pflegehilfe überschritten werden dürfen. Bis zu vier Wochen im Jahr kann unter gewissen Voraussetzungen eine ganztägige, vollstationäre Pflege in einem Heim in Anspruch genommen werden. Der Zuschuss der Pflegekassen dafür ist jedoch auf 2800 DM pro Jahr begrenzt.

Leistungen der Pflegeversicherung im Überblick

- Pflegesachleistungen
- Pflegegeld für selbstbeschaffte Pflegehilfen
- Kombination von Sach- und Geldleistungen
- Kostenerstattung für eine Ersatzpflegekraft
- Tages- und Nachtpflege
- Kurzzeitpflege
- Pflegehilfsmittel und technische Hilfen
- Vollstationäre Pflege
- Pflege in vollstationären Einrichtungen der Behindertenhilfe
- Soziale Absicherung der Pflegepersonen
- Pflegekurse für ehrenamtliche Pflegepersonen

Wenn weder eine häusliche noch eine teilstationäre Pflege aus den unterschiedlichsten Gründen möglich ist, besteht Anspruch auf eine ganztägige, vollstationäre Pflege in einem Heim, wobei die Kassen die Kosten seit 1996 bis zu einem Betrag von 2800 im Monat und 30 000 DM im Jahr übernehmen. Dabei sind die Kosten für Unterkunft und Verpflegung (»Hotelkosten«) nicht berücksichtigungsfähig und müssen von dem Pflegebedürftigen und gegebenenfalls anderen Kostenträgern wie Beihilfestellen oder der Sozialhilfe getragen werden.

Übernahme der Sozialabgaben

Zur sozialen Sicherung nicht berufstätiger Pflegepersonen, die Kranke in dessen Wohnung pflegen und dafür Pflegegeld erhalten, sieht die Pflegeversicherung für Rentenversicherungsbeiträge, gesetzliche Unfallversicherung während der Pflegetätigkeit und ein Unterhaltsgeld für solche

Fälle vor, in denen Pflegepersonen später wieder in das Berufsleben zurückkehren möchten. Voraussetzung für alle diese Leistungen ist, dass die häusliche Pflege mindestens 14 Stunden wöchentlich beträgt. Für die höchstens 600 DM monatlich betragenden Rentenversicherungsbeiträge wird außerdem gefordert, dass die Betreffenden anderweitig nicht mehr als 30 Stunden wöchentlich beschäftigt oder selbstständig tätig sind. Teilen sich mehrere Personen die Pflege, werden auch die Versicherungsbeiträge entsprechend aufgeteilt.

Wie werden Leistungen beantragt?

Der Antrag auf Leistungen aus der Pflegeversicherung ist nicht formgebunden, d.h. es genügt im Grunde der Pflegekasse telefonisch mitzuteilen: »Ich beantrage Pflegeleistungen, weil ich pflegebedürftig bin.« Besser ist es aber, einen solchen, kurz gefassten und formlosen Antrag schriftlich einzureichen.

Diesem Antrag muss kein ärztliches Attest beigefügt werden. In der Regel erhält der Antragsteller dann von der Pflegekasse ein Antragsformular zugeschickt. Dieses ist, was den Anspruch und vor allen Dingen den Beginn des Anspruchs angeht, aber nur Formsache. Der Antrag gilt mit dem ersten Anruf oder Schreiben als gestellt.

Schließlich sollen die Pflegekassen für Angehörige und sonstige an einer ehrenamtlichen Pflegetätigkeit interessierte Personen kostenlose Schulungskurse anbieten, die die notwendigen Fähigkeiten zur Durchführung der Pflege vermitteln und ihnen darüber hinaus helfen sollen, mit den körperlichen und seelischen Belastungen der Pflege besser fertig zu werden. Hierauf besteht grundsätzlich Anspruch, unabhängig von der Anzahl der geleisteten Wochenstunden.

Andere Regelungen in Österreich und Schweiz

In Österreich und der Schweiz gibt es bislang keine der deutschen Pflegeversicherung entsprechenden Regelungen. In der Schweiz kommen die Krankenkassen zwar für die Kosten der Grundpflege auf, es ist aber manchmal unklar, was dadurch abgedeckt ist. Die Betroffenen bzw. ihre Familien müssen ohnehin auch weiterhin für einen Großteil der Kosten selbst aufkommen. Bei fehlenden Eigenmitteln werden in einigen Kantonen bedarfsbezogene Zusatzrenten aus der Alters- oder Invalidenversicherung, einschließlich einer »Hilflosenentschädigung«, und in anderen Kantonen Sozialhilfeleistungen gewährt.

Wann besteht Anspruch auf Sozialhilfe?

Auch nach Inkrafttreten der Pflegeversicherung werden besonders die in Alten- und Pflegeheimen wohnenden Alzheimer-Kranken regelmäßig auf eine Unterstützung durch das Sozialamt angewiesen sein. Sozialhilfe wird nach wie vor nur »nachrangig« gewährt. Das heißt, dass der Antragsteller selbst nicht über ein ausreichendes Einkommen wie Rente oder Vermögen verfügt, keine Ansprüche gegenüber anderen Leistungsträgern – einschließlich der Pflegeversicherung – hat und Angehörige ersten Grades wie Ehepartner und Kinder keine oder keine ausreichenden Unterhaltsleistungen aufbringen können.

Nach den Bestimmungen des Bundessozialhilfegesetzes (BSHG) können einkommensschwache Familien mit Alzheimer-Kranken unter dieser Voraussetzung vom Sozialamt Zuschüsse zu den Pflegekosten (Pflegegeld) und für die Kosten einer Pflegekraft erhalten. Dies soll Hilfsbedürftige in die Lage versetzen, den sie pflegenden Menschen – die möglichst Angehörige sein sollen – eine Entschädigung zu zahlen. Wenn erforderlich, können auch die Kosten für eine fremde oder weitere Pflegekraft übernommen werden, wobei das Pflegegeld dann allerdings um die Hälfte gekürzt wird.

Das Pflegegeld wird in denselben drei Stufen wie bei der Pflegeversicherung in Höhe von 400 DM, 800 DM oder 1300 DM gezahlt, wobei jedoch dort bereits gewährte Leistungen in vollem Umfang angerechnet werden. Die Obergrenze für die Zuwendungen des Sozialamtes (Pflegegeld und Pflegekraft) liegt bei den Kosten für eine Heimunterbringung.

Amtsärztliches Gutachten

Der Amtsarzt im Gesundheitsamt prüft anhand ärztlicher Unterlagen oder einer Untersuchung den Schweregrad der Pflegebedürftigkeit und empfiehlt dem Sozialamt die Gewährung eines entsprechenden Pflegegeldes. Die Gewährung beziehungsweise das Ausmaß einer möglichen Unterstützung ist von den Einkommens- und Vermögensverhältnissen der Betroffenen abhängig. Es gibt verschiedene Einkommensgrenzen, die der Einkommensentwicklung regelmäßig angepasst werden.

Wenn das Einkommen oder die Rente beziehungsweise Pension niedriger sind, fällt kein Eigenanteil an und die Kosten werden voll übernommen. Erfolgt die Pflege der Betroffenen überwiegend durch Verwandte, entfällt eine Überprüfung der Einkommensverhältnisse von unterhaltspflichtigen Eltern oder Kindern. Eine Überprüfung erfolgt nur, wenn die Pflege überwiegend durch Fremde ausgeführt wird.

Pflegerisiko gemildert!

Seit 1995 gibt es in Deutschland mit der allgemeinen Pflegeversicherung im Rahmen der Sozialversicherung eine umfassende Neuregelung des Pflegerisikos. Dies war auch dringend erforderlich, nachdem schon heute rund 30 Prozent der über 75-jährigen Menschen in Deutschland pflegebedürftig sind und über 70 Prozent der stationär versorgten Pflegebedürftigen Unterstützung aus Sozialhilfemitteln benötigen. Auch Menschen mit gutem Einkommen stoßen bei durchschnittlichen Pflegekosten von 4000 DM monatlich sehr rasch an die Grenzen ihrer finanziellen Möglichkeiten.

Regelung pro Bundesland verschieden

In den einzelnen Bundesländern werden diese Rahmenbedingungen des BSHG durch unterschiedliche Landesgesetze, Ausführungsbestimmungen und Dienstanweisungen ausgestaltet. Die Betroffenen und ihre Angehörigen sollten sich frühzeitig bei dem zuständigen Sozialamt nach den in ihrem Bundesland gültigen Bestimmungen und den sich daraus ergebenden Ansprüchen und Rechten erkundigen. Es ist manchmal von Vorteil, wenn Anträge wegen teilweise bestehender Fristen eher zu früh als zu spät gestellt werden.

Um für die Kosten einer Heimunterbringung aufzukommen, müssen Alzheimer-Kranke nach wie vor, bis auf geringe Freibeträge in Höhe von wenigen tausend Mark, ihr gesamtes Einkommen und Vermögen einsetzen. Reicht dies nicht aus, was nahezu regelmäßig der Fall ist, können Ehepartner und Kinder herangezogen werden und müssen aus eigener Tasche zahlen, ehe Leistungen des Sozialamtes erfolgen!

Wozu ist ein Schwerbehindertenausweis sinnvoll?

Jedem Alzheimer-Kranken steht mit Ausnahme leichtester Störungen zu Beginn der Erkrankung ein Schwerbehindertenausweis zu. Sofern der Betroffene selbst noch berufstätig ist, hat dies nicht nur steuerliche Vorteile, sondern kann auch wichtig sein, wenn es krankheitsbedingt zu beruflichen Problemen kommt: Schwerbehinderte genießen z. B. einen Kündigungsschutz, was bei den manchmal langwierigen Rentenverfahren von großem Vorteil sein kann.

Schwerbehindert ist jeder, der in seiner Erwerbsfähigkeit nicht nur vorübergehend um mindestens 50 Prozent gemindert ist. Dies kann auch schon ganz zu Beginn einer Alzheimer-Krankheit gegeben sein, wenn noch andere Gesundheitsstörungen bestehen, was bei den meisten älteren Menschen der Fall ist.

Freifahrten und Ermäßigungen

Auch wenn die meisten Alzheimer-Kranken nicht mehr berufstätig sind, lohnt sich der Schwerbehindertenausweis. Neben den Steuervorteilen bietet er nämlich viele weitere Vergünstigungen: Befreiung von Rundfunk-, Fernseh- und Telefongebühren, Freifahrten im öffentlichen Personenverkehr auch für die Begleitperson oder Wohngeld bei Vorliegen des Merkmals »H« für Hilflosigkeit. Zur Antragstellung genügt ein formloses Schreiben an das zuständige Versorgungsamt.

In Deutschland sind die vom Bundesminister für Arbeit und Sozialordnung herausgegebenen »Anhaltspunkte für die ärztliche Gutachtertätigkeit« Grundlage für eine Beurteilung von Krankheiten nach dem Schwerbehindertenrecht. Darin sind unter anderem Tabellen enthalten, die den Rahmen für die Einstufung der »Minderung der Erwerbsfähigkeit« (MdE) festlegen. Inzwischen wurde dies auch wegen der Missverständlichkeit des Begriffes »Erwerbsfähigkeit« bei älteren, berenteten Menschen in »Grad der Behinderung« (GdB) umbenannt, ohne dass die bisherigen Maßstäbe geändert wurden. Die Alzheimer-Krankheit ist in diesen »Anhaltspunkten für die ärztliche Gutachtertätigkeit« nicht als eigenes Krankheitsbild aufgeführt, sondern sie fällt unter die große Gruppe der »Hirnschäden«.

Welche Steuererleichterungen und Härtefallregelungen gibt es?

Bei der Alzheimer-Krankheit sind Steuervergünstigungen wie Werbungskosten, Sonderausgaben, außergewöhnliche Belastungen oder Pauschalbeträge möglich. Die Höhe der Entlastung hängt hauptsächlich davon ab, ob der zu pflegende Alzheimer-Kranke im Haushalt des Steuerpflichtigen lebt oder nicht.

Lebt der Pflegebedürftige nicht im Haushalt des Steuerpflichtigen, z. B. seines Sohns, so kann dieser außergewöhnliche und belegte Belastungen, die ihm aufgrund von Pflegemaßnahmen durch die Betreuung entstehen, von seinem steuerlichen Einkommen absetzen. Allerdings wird vorher davon eine zumutbare Eigenbeteiligung abgezogen. Sofern kein belegmäßiger Nachweis erfolgt, kann pro Jahr ein »Pflegepauschbetrag« in Höhe von 1800 DM geltend gemacht werden. Voraussetzung dafür ist allerdings, dass die Pflege persönlich von dem Steuerpflichtigen oder bei Verheirateten vom Ehepartner durchgeführt wird.

Haushaltshilfe voll absetzbar

Lebt der Pflegebedürftige im Haushalt des Steuerpflichtigen, können zusätzlich zu dem Pflegepauschbetrag von 1800 DM Kosten für eine Haushaltshilfe bis zu ebenfalls 1800 DM abgesetzt werden. Voraussetzung für die Gewährung des Pflegepauschbetrages ist wie bei einer Pflege im Haushalt des Betroffenen, dass sie persönlich durch den Steuerpflichtigen durchgeführt wird. Bei mehreren steuerpflichtigen Pflegepersonen kann der Pauschbetrag auch aufgeteilt werden.

Zusätzlich können so genannte Sonderausgaben bis zu 12 000 DM jährlich abgesetzt werden, wenn ein hauswirtschaftliches Beschäftigungsverhältnis vorliegt, aus dem Pflichtbeiträge zur Rentenversicherung abgeführt werden. Sind die tatsächlichen Belastungen für Haushaltshilfe, Zivildienstleistende, Taxifahrten bei Arzt- und Behördengängen oder Sondereinbauten in der Wohnung nach Abzug einer zumutbaren Eigenbeteiligung höher, können auch diese abgesetzt werden. Wer es sich also leisten kann z. B. für 1000 DM im Monat eine Haushaltshilfe einzustellen, kann diese Kosten komplett absetzen.

Schließlich gibt es einen »Behinderten-Pauschbetrag« von bis zu 200 DM jährlich und absetzbare Autokosten für bis zu 3000 Kilometer à 0,50 DM bzw. pauschal 1500 DM oder nach Nachweis. Dabei sind neben Fahrten zu Ärzten und Behörden auch »angemessene« Privatfahrten für Besuche und Ausflüge absetzungsfähig. Im Zweifelsfall helfen das Finanzamt oder ein Steuerberater weiter.

Krankenkasse zahlt bei Härtefällen

In Deutschland sorgen des Weiteren Härtefallregelungen in der gesetzlichen Krankenversicherung dafür, dass Alzheimer-Kranken die medizinisch notwendige Versorgung in vollem Umfang erhalten bleibt und sie durch gesetzliche Zuzahlungen nicht unzumutbar belastet werden. Versicherte mit geringem Einkommen sind deshalb von Zuzahlungen vollständig befreit. Sie brauchen damit weder die im Gesetz festgelegten Beträge von 8 DM, 9 DM oder 10 DM für ein Medikament zu bezahlen, noch für die tatsächlichen Kosten bei einem verordneten Mittel aufzukommen, dessen Preis unterhalb dieser Beträge liegt. Die Befreiung von der Zuzahlungspflicht muss bei der zuständigen Krankenkasse beantragt werden.

Die Krankenkasse hat Versicherte von der Zuzahlung zu Arznei-, Verband-, Heil- und Hilfsmitteln, Fahrtkosten sowie zu stationären Vorsorge- und Rehabilitationskuren und dem Eigenanteil beim Zahnersatz zu befreien, wenn die Versicherten unzumutbar belastet würden. Eine Befreiung von der Zuzahlung bei Krankenhausbehandlung ist ausgenommen. Eine unzumutbare Belastung liegt bei Versicherten vor, deren monatliche Bruttoeinnahmen zum Lebensunterhalt derzeit (2000) nicht über 1792 DM (West) oder 1456 DM (Ost) liegen.

Bruttoeinkommen aller Familienmitglieder

Die Einkommensgrenze erhöht sich mit der Anzahl der im gemeinsamen Haushalt lebenden Angehörigen. Dabei werden nur Ehegatten und familienversicherte Kinder mitgezählt, nicht jedoch der Verlobte, der nicht eheliche Lebensgefährte oder der geschiedene Ehegatte. Als Familieneinkommen sind hierbei die Bruttoeinnahmen zum Lebensunterhalt anzusehen, d.h. alle finanziellen Einnahmen des Versicherten und seiner im gemeinsamen Haushalt lebenden Familienangehörigen, die zur Bestreitung des Lebensunterhalts verwendet werden können. Dazu gehören z.B. auch Einnahmen aus Vermietung oder Verpachtung oder Kapitaleinkünfte, also Einnahmen, von denen Pflichtversicherte keine Krankenversicherungsbeiträge zu zahlen haben.

Die entsprechenden Einkommensgrenzen betragen im Jahr 2000 für ein Ehepaar 2464 DM (West) und 2002 DM (Ost), für ein Ehepaar mit einem Kind 2912 DM (West) und 2366 DM (Ost). Für jeden weiteren Angehörigen kommen 448 DM (West) und 364 DM (Ost) hinzu. Für Arzneimittel und Verbandszeug gelten höhere Härtefallgrenzen sowohl in den alten als auch in den neuen Ländern. Die Einkommensgrenze ist dynamisiert, das heißt sie steigt jedes Jahr mit der allgemeinen Einkommensentwicklung. Zugrunde zu legen ist das Familienbruttoeinkommen.

Sozialhilfeempfänger frei

Bei Versicherten, die z.B. laufende Hilfe zum Lebensunterhalt nach dem Bundessozialhilfegesetz (BSHG) oder Kriegsopferfürsorge beziehen, wird von Gesetzes wegen unterstellt, dass sie unzumutbar belastet sind. Sie sind unabhängig von ihren individuellen Einkommensverhältnissen von der Zuzahlungspflicht zu befreien und haben Anspruch auf volle Kostenübernahme. Kinder unter 18 Jahren sind ebenfalls von Zuzahlungen für Arznei-, Verbands-, Heil- und Hilfsmittel und zu stationären Vorsorge- und Rehabilitationskuren und außerdem von der 14-tägigen Zuzahlung im Krankenhaus befreit.

Überforderungsklausel

Die Möglichkeit einer teilweisen Befreiung (»Überforderungsklausel«) erstreckt sich auf Zuzahlungen zu Arznei-, Verband- und Heilmitteln sowie Fahrtkosten. Dadurch sollen auch die Versicherten, die nicht unter die vollständige Befreiung fallen, vor einer finanziellen Überforderung geschützt werden.

Wer die Einkommensgrenzen für die vollständige Befreiung überschreitet, dem werden Eigenbeteiligungen in Höhe von höchstens zwei Prozent des zu berücksichtigenden Bruttoeinkommens zugemutet. Der Gesetzgeber geht dabei von einem Familienbruttoeinkommen aus. Deshalb kommt es auch darauf an, wie viele Personen dem gemeinsamen Haushalt angehören und von dem Familienbruttoeinkommen leben müssen, denn für jeden Familienangehörigen wird auch ein Freibeitrag berücksichtigt. Er beträgt derzeit für den ersten Angehörigen 8064 DM und für jeden weiteren Angehörigen 5376 DM jährlich. Diese Freibeträge werden vom Familienbruttoeinkommen abgezogen. So macht der zumutbare Eigenanteil je nach Familiengröße einen anderen Betrag aus.

Regelung für chronisch Kranke

Zusätzlich gibt es besondere Regelungen für chronisch Kranke. Für Alzheimer-Kranke in Dauerbehandlung, die ein Kalenderjahr lang Zuzahlungen in Höhe von mindestens ein Prozent der jährlichen Familienbrutto-einnahmen zum Lebensunterhalt aufgebracht haben, entfallen die Zuzahlungen nach Ablauf des ersten Jahres für die weitere Dauer dieser Behandlung. Die Befreiung von der Zuzahlung gilt allerdings nur für den Kranken selbst.

Für die Familienangehörigen gilt weiterhin die zweiprozentige Belastungsgrenze, weil die Belastungen, die durch den chronisch Kranken entstehen, nunmehr völlig entfallen und daher kein Grund mehr besteht, diese Familie anders zu behandeln als Familien ohne ein chronisch krankes Familienmitglied.

● **Tab. 15: Zuzahlungen (in Deutschland) auf einen Blick**

Krankenkassen-leistungen	West	Ost	Befreiungsmöglichkeiten
Arzneimittel	DM 8,– DM 9,– DM 10,– Je Medika-ment, gestaffelt nach Packungs-größe	DM 8,– DM 9,– DM 10,– je Medika-ment, gestaffelt nach Packungs-größen Es gilt die Sozialklau-sel West	Sozialklausel Überforderungsklausel • 2 % • für Dauerkranke vollständig nach 1 Jahr 1 % Zuzahlung Kinder
Verbandmittel	DM 8,– für jedes Mittel	DM 8,– für jedes Mittel Es gilt die Sozialklau-sel West	Sozialklausel Überforderungsklausel • 2 % • für Dauerkranke vollständig nach 1 Jahr 1 % Zuzahlung Kinder
Fahrkosten • zu und von sta-tionären Behand-lungen • zu ambulanten Behandlung, wenn dadurch ei-ne Krankenhaus-behandlung ver-mieden wird • bei einem Trans-port in Rettungs-fahrzeugen oder Krankenwagen	DM 25,– pro Fahrt	DM 25,– pro Fahrt	Sozialklausel Überforderungsklausel • 2 % • für Dauerkranke vollständig nach 1 Jahr 1 % Zuzahlung
Heilmittel (z. B. Massagen, Kran-kengymnastik) auch bei Abgabe in der Arztpraxis	15 % der Kosten	15 % der Kosten	Sozialklausel Überforderungsklausel • 2 % • für Dauerkranke vollständig nach 1 Jahr 1 % Zuzahlung Kinder

Fortsetzung Tabelle 15

Krankenkassen-leistungen	West	Ost	Befreiungsmöglichkeiten
Heilmittel: Bandagen, Einlagen, Kompressionstherapie	20 % der Kosten, die die Krankenkasse übernimmt	20 % der Kosten, die die Krankenkasse übernimmt	Sozialklausel Kinder
Krankenhausbehandlung	DM 17,– pro Kalendertag für höchstens 14 Tage	DM 14,– pro Kalendertag für höchstens 14 Tage	Keine Härtefallregelung; Kinder befreit
Stationäre Vorsorge- und Rehabilitationsmaßnahmen	DM 17,– pro Kalendertag für höchstens 14 Tage	DM 14,– pro Kalendertag für höchstens 14 Tage	Sozialklausel Kinder
Anschlussrehabilitation einschließlich stationärer Rehabilitationsmaßnahmen mit Indikationskatalog	DM 17,– pro Kalendertag für höchstens 14 Tage	DM 14,– pro Kalendertag für höchstens 14 Tage	Sozialklausel Kinder
Mütterkuren	DM 17,– pro Kalendertag	DM 14,– pro Kalendertag	Sozialklausel Kinder
Zahnersatz	50 % der Kosten ohne Bonus; 40 % der Kosten mit Bonus 35 % der Kosten mit Nachweis langjähriger Pflege		Sozialklausel Gleitende Überforderungsklausel

Beim Zahnersatz gibt es eine gleitende Härtefallregelung. Danach übernimmt die Krankenkasse den Betrag des Eigenanteils des Versicherten, der das Dreifache der Differenz zwischen den monatlichen Bruttoeinnahmen zum Lebensunterhalt nach §62 Fünftes Buch Sozialgesetzbuch (SGB V) und der zur vollständigen Befreiung nach §61 SGB V maßgebenden Einnahmegrenze übersteigt.

Belege für die Jahresabrechnung

Für die Abrechnung der Zuzahlungen mit den Krankenkassen gilt grundsätzlich das Kalenderjahr. Wenn Versicherte im Laufe eines Jahres mehr zugezahlt haben, als ihnen nach der Überforderungsklausel zugemutet wird, erstattet die Krankenkasse den überschießenden Betrag am Jahresende. Die Versicherten müssen also ihre Belege für tatsächlich entstandene Kosten sowie Zuzahlungsbelege aufbewahren und der Kasse anschließend zur Erstattung des Unterschiedsbetrages vorlegen.

Wenn regelmäßig Zuzahlungen anfallen, z.B. bei ständiger Einnahme zahlreicher Medikamente, können die Kassen auch in kürzeren Zeitabständen erstatten. Wer von Zuzahlungen befreit ist, kann von der Krankenkasse eine Befreiungsbescheinigung erhalten. In Apotheken gibt es Hefte, in denen die Zuzahlungen quittiert werden können.

Mündigkeit und Haftung

Die Eigenheit der Erkrankung bringt es mit sich, dass Alzheimer-Kranke früher oder später nicht mehr geschäfts- und testierfähig sind oder für Schäden haftbar gemacht werden können. Es bedarf vielen Fingerspitzengefühls und Einfühlungsvermögens, juristische Fragen wie Pflegschaften, Vollmachten oder Heimunterbringungen im Einvernehmen des Betroffenen zu klären. Trotzdem empfiehlt es sich, diese Dinge gleich zu Beginn der Erkrankung zur Sprache zu bringen, da damit gerade die Interessen des Alzheimer-Kranken am besten berücksichtigt werden können.

Welche Formen der Vollmacht und Betreuung gibt es?

In Deutschland wird ein Betreuer im juristischen Sinn vom Vormundschaftsgericht dann auf Antrag des Betroffenen oder von Amts wegen bestellt, wenn er laut Gesetzestext »aufgrund einer psychischen Krankheit oder einer körperlichen, geistigen oder seelischen Behinderung seine Angelegenheiten ganz oder teilweise nicht besorgen« kann (§ 1896 ff. des BGB). Ein Betreuer darf nur für Aufgabenkreise bestellt werden, in denen die Betreuung erforderlich ist. Den Antrag kann auch ein Geschäftsunfähiger stellen.

Schlagen Kranke jemanden vor, der zum Betreuer bestellt werden soll, ist diesem Vorschlag zu entsprechen, sofern es dem Wohl der zu Betreuenden nicht zuwiderläuft. Schlagen die Kranken niemanden vor, »so ist bei der Auswahl des Betreuers auf die verwandtschaftlichen und sonstigen persönlichen Bindungen ..., insbesondere auf die Bindungen zu ... Kindern und zum Ehegatten, sowie auf die Gefahr von Interessenskonflikten Rücksicht zu nehmen«.

Zum Wohl der Betreuten

Die Betreuung umfasst alle Tätigkeiten, die erforderlich sind, um die Angelegenheiten des Betreuten »nach Maßgabe der folgenden Vorschriften rechtlich zu besorgen«:

- »Der Betreuer hat die Angelegenheiten des Betreuten so zu besorgen, wie es dessen Wohl entspricht. Zum Wohl des Betreuten gehört auch die Möglichkeit, im Rahmen seiner Fähigkeiten sein Leben nach seinen eigenen Wünschen und Vorstellungen zu gestalten.«
- »Der Betreuer hat Wünschen des Betreuten zu entsprechen, soweit dies dessen Wohl nicht zuwiderläuft und dem Betreuer zuzumuten ist ...

Ehe der Betreuer wichtige Angelegenheiten erledigt, bespricht er sie mit dem Betreuten, sofern dies dessen Wohl nicht zuwiderläuft.«

- »Innerhalb seines Aufgabenkreises hat der Betreuer dazu beizutragen, dass Möglichkeiten genutzt werden die Krankheit oder Behinderung des Betreuten zu beseitigen, zu bessern, ihre Verschlimmerung zu verhüten oder ihre Folgen zu mildern«.

Notariell beurkunden

Außerdem ist eine Betreuung nach dem Gesetzestext nicht erforderlich, wenn die Angelegenheiten der Betroffenen ebenso gut durch einen Bevollmächtigten besorgt werden können. Weil Vollmachtgeber nach dem Gesetz geschäftsfähig sein müssen, müssen Vollmachten rechtzeitig abgefasst werden, das heißt bei beginnender Demenz. Bei einer fraglichen Geschäftsfähigkeit ist es ratsam, einen Notar hinzuzuziehen, der die Geschäftsfähigkeit im Rahmen der Beurkundung überprüft.

Die früheren Formen zur Regelung von rechtlichen Problemen Kranker mit Einrichtung einer Pflegschaft oder einer Entmündigung und Vormundschaft wurden in Deutschland 1992 durch das neue Betreuungsgesetz (BtG) hinsichtlich der Vormundschaft abgelöst und hinsichtlich der Pflegschaft erheblich geändert. Dieses Gesetz gilt nicht nur für neu zu begründende Betreuungsverhältnisse, sondern leitete alle bestehenden Vormundschaften und Pflegschaften automatisch in Betreuungsverhältnisse über.

Altersvollmacht ausstellen

Pflegschaften wurden dabei zu Betreuungen ohne Eigentumsvorbehalt, d.h. also im Gegensatz zur früheren Entmündigung oder Gebrechlichkeitspflegschaft hat die Einrichtung einer Betreuung keine automatischen Auswirkungen auf die Geschäftsfähigkeit.

Das neue Betreuungsgesetz ist nach dem Grundsatz der Erforderlichkeit ausgerichtet und bestrebt, die Rechte von Kranken weitestgehend zu erhalten. Um sich selbst zu schützen kann z. B. auch ein gerichtlich angeordneter Einwilligungsvorbehalt sinnvoll sein, der dem Kranken nur die Ausgabe großer Geldsummen verbietet. Betreute sollen nur dann von Betreuern vertreten werden, wenn sie selbst nicht mehr zur Wahrung ihrer Interessen in der Lage sind. Wo Hilfe durch Ehegatten oder andere Verwandte möglich ist, kann ebenso auf die Einrichtung einer Betreuung verzichtet werden wie beim Vorliegen einer Altersvollmacht.

Erleichterungen auch für Betreuer

Auch für Angehörige oder andere Menschen, die diese Aufgabe übernehmen, bietet die Einrichtung einer Betreuung Vorteile. Unter anderem bekommen sie die Kosten einer Haftpflichtversicherung ersetzt und können von einem Konto des Betreuten mit bis zu 5000 DM Guthaben auch ohne gerichtliche Genehmigung Geld abheben. Ehegatten und Kinder werden als Betreuer von dem Vorlegen der Rechnungen befreit. Für geringfügige Aufwendungen wie Porto oder Telefon kann z.B. eine Pauschale von 300 DM pro Jahr verrechnet werden.

Gutachten für richterliche Anordnung

Ein Betreuer wird auf eigenen Antrag der Betroffenen oder, wenn dies nicht mehr möglich ist, der Angehörigen oder von Amts wegen vom Gericht bestellt. Das Gericht benötigt hierzu ein ärztliches Gutachten über die Notwendigkeit der Betreuung und deren Umfang. Es ist zweckmäßig, dem Antrag ein solches Gutachten bereits beizufügen. Bei schwer wiegenden Eingriffen in das Leben des zu Betreuenden wie einer Wohnungskündigung und Unterbringung in einem Heim ist zusätzlich die Zustimmung des Gerichtes einzuholen.

Die Auswahl des Betreuers sollte im Kreis der Familie oder der Bezugspersonen einvernehmlich besprochen werden; das Amtsgericht trifft die Auswahl dann in eigener Verantwortung. Am besten ist es auch hier, wenn die Betroffenen ihre Wünsche rechtzeitig bekannt geben. In Österreich und in der Schweiz sind die Bestimmungen teilweise ähnlich, teilweise aber auch unterschiedlich.

Wie sieht es mit der Geschäftsfähigkeit aus?

Alzheimer-Kranke sind außer zu Beginn der Erkrankung mit noch sehr geringen Störungen nicht mehr geschäftsfähig. Es kann vorkommen, dass ihre Arglosigkeit und mangelnde Kritikfähigkeit z.B. von Vertretern zu Verkäufen an der Haustür ausgenutzt wird, dass sie umfangreich und teuer aus Katalogen bestellen oder Reparaturaufträge vergeben, die nicht erforderlich sind. Es ist also möglich, dass die Kranken unsinnige Geschäfte abschließen.

Nach den gesetzlichen Bestimmungen in Deutschland (§ 104 des Bürgerlichen Gesetzbuches; BGB) ist aber unter anderem geschäftsunfähig, »wer sich in einem die freie Willensbestimmung ausschließenden Zustand befindet, sofern nicht der Zustand der Natur nach ein vorübergehender ist«.

Eine von derartig Kranken im Geschäftsleben geäußerte Willenserklärung beziehungsweise ein eingegangenes Geschäft ist nach § 105 BGB nichtig.

Keine Vertragsbindungen mehr

Angehörige brauchen sich also diesbezüglich keine Sorgen zu machen und abgeschlossene Geschäfte können deshalb rückgängig gemacht werden. Besonders zu Beginn der Krankheit sind die Betroffenen bei kleineren und »überschaubaren« Geschäften wie dem Kauf eines Kleidungsstückes oder Fernsehgerätes aber noch in der Lage, eine rechtlich gültige Willenserklärung abzugeben. Viele Firmen sind allerdings auch dann bereit, auf dem Kulanzweg Käufe rückgängig zu machen beziehungsweise Verträge zurückzunehmen. Im Zweifelsfall ist ein ärztliches Attest erforderlich.

Nochmals zu betonen ist, dass die Einrichtung einer gesetzlichen Betreuung nicht automatisch zu einer Aufhebung der Geschäftsfähigkeit führt. Dies gilt selbst dann, wenn die Betreuung auch die Verwaltung des Vermögens der Kranken beinhaltet. Bei Bedarf muss deshalb bei Gericht der Eigentumsvorbehalt beantragt werden, um die Durchführung von Rechtsgeschäften einzuschränken. In Österreich und in der Schweiz sind auch hier die Bestimmungen teilweise ähnlich, teilweise aber auch unterschiedlich.

Was ist bei der Haftpflichtversicherung zu bedenken?

Alzheimer-Kranke können viele Situationen nicht mehr richtig einschätzen. Ein dadurch bedingtes falsches Verhalten kann auf vielfältige Weise zu Schäden an fremdem Eigentum führen. Ob und gegebenenfalls welche Haftpflichtversicherung einen Schaden trägt, hängt im Wesentlichen davon ab, wo die Betroffenen leben und ob eine gerichtlich bestellte Betreuung besteht.

Besteht keine Betreuung, ist immer die Privathaftpflichtversicherung der Kranken zuständig. Diese kann Schadensersatzansprüche aber ablehnen, wenn sie nachweisen kann, dass die Betroffenen wegen mangelnder Einsicht in ihr Verhalten nicht mehr »deliktfähig« waren. Dann gehen Geschädigte leer aus. Diese Regelung gilt auch dann, wenn die Kranken bei ihrem Ehepartner, einem Verwandten oder sonstigen Bezugspersonen leben. Solange keine Betreuung besteht, ergibt sich auch keine Aufsichtspflicht, sodass auch nicht die Pflegepersonen beziehungsweise deren

Haftpflichtversicherungen für den Schaden haftbar gemacht werden können.

Wenn Alzheimer-Kranke einen gerichtlich bestellten Betreuer haben, haften sie selbst bzw. ihre Versicherungen nicht mehr für Schäden. Die Versicherung eines Betreuers haftet für einen »deliktunfähigen« Kranken allerdings nur dann, wenn die betreuende Person ihre Aufsichtspflichten verletzt hat. Diese etwas widersinnig erscheinende Situation muss bei Schadensfällen gegebenenfalls beachtet werden. Durch die neue gesetzliche Regelung haben Betreuer die Möglichkeit, sich die Kosten für eine zusätzliche Haftpflichtversicherung ersetzen zu lassen. Diese sollte zumindest dann abgeschlossen werden, wenn der Betreuer kein naher Angehöriger ist, in dessen Haushalt der Kranke lebt.

Bei einer Heimunterbringung geht die Aufsichtspflicht in der Regel auf die Heimleitung über. Eine eigene Haftpflichtversicherung der Betroffenen ist dann nicht mehr erforderlich und kann gekündigt werden. In jedem Fall sollten von den Versicherungen rechtzeitig und möglichst schriftliche Bestätigungen eingeholt werden, welche Leistungen übernommen werden.

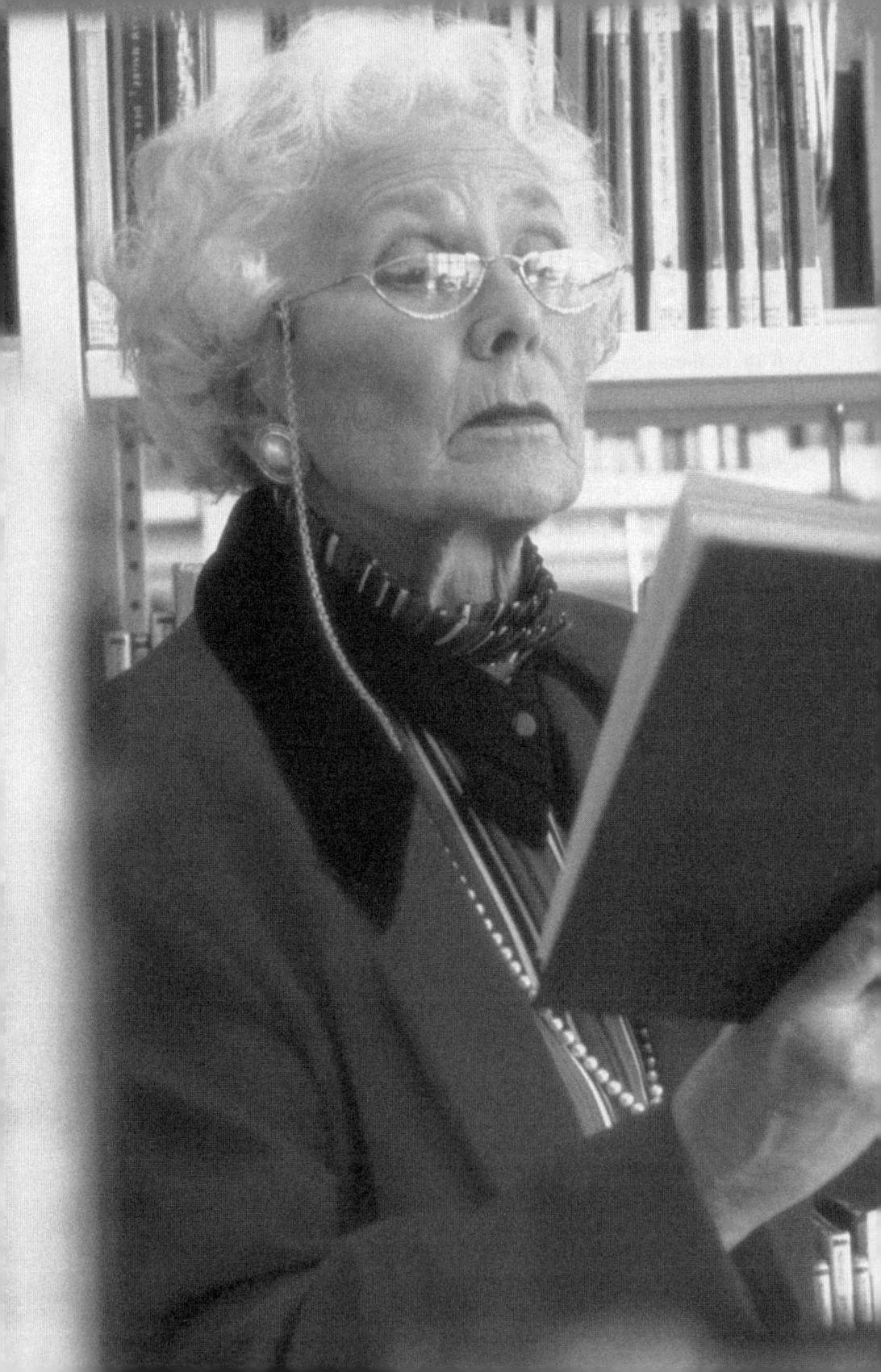

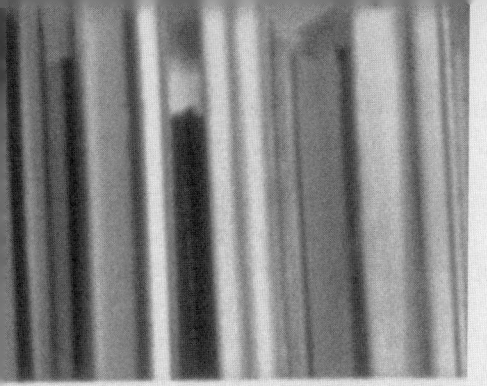
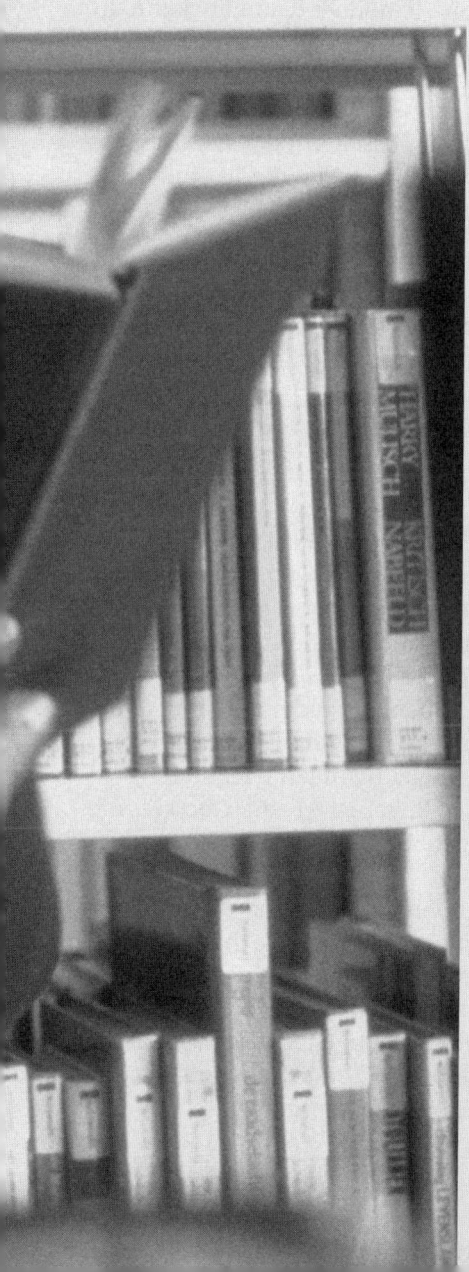

Tipps und praktische Ratschläge für den Alltag von A – Z

Ablenken ist eine der Fähigkeiten, die zu den Grundlagen einer erfolgreichen Pflege und Betreuung von Alzheimer-Kranken gehört. Dabei ist Phantasie erforderlich und im Zweifelsfall jedes Mittel bzw. jeder Trick recht, um z. B. einen unruhigen, aufgeregten Kranken, der unbedingt die Wohnung verlassen oder etwas Unsinniges tun will, auf andere Gedanken zu bringen.

Aggressivität Aggressives Verhalten von Alzheimer-Kranken kann in verschiedenen Formen auftreten. Es kann sich durch Sprache in allgemeinen Beschimpfungen und Beleidigen oder im Verhalten mit Beissen, Kneifen oder Schlagen entladen. Es kann ohne ersichtlichen Grund oder gehäuft bei bestimmten Anlässen, z. B. beim Waschen oder bei Verstopfung, auftreten. So vielfältig die Ursachen sind, so vielfältig sind auch mögliche Gegenmaßnahmen:

Bei nicht zielgerichteter Aggression können die Betroffenen meist leicht abgelenkt werden, indem z. B. eine Tasse Kaffee oder Tee getrunken bzw. Musik gehört wird. Übersehen und Überhören, Ablenken und freundliches Zuwenden sind stets besser als Diskutieren oder gar Bestrafen. Man sollte nie schimpfen oder gar drohen, sondern versuchen, die Kranken mit ruhiger Stimme zu beruhigen und herauszufinden, ob sie aus einem bestimmten Grund verärgert sind.

Gerade bei aggressivem Verhalten zeigt sich auch, dass Vergesslichkeit bei der Alzheimer-Krankheit auch gute Seiten hat. Die Betroffenen wissen schon kurze Zeit später nichts mehr von noch so unangenehmen Zwischenfällen. Werden sie z. B. von ihren Angehörigen gefragt, warum sie sie gerade geschlagen haben, antworten sie, dass sie so etwas nie tun würden. Aus Sicht der Betroffenen kann dies durchaus stimmen, sowohl, weil sie ihre Angehörigen nicht erkannt haben, als auch, weil für sie die Angelegenheit schon wieder vergessen ist. Sie sind nicht wirklich bösartig oder egoistisch und selbst persönliche Beleidigungen oder Handgreiflichkeiten sind nicht so gemeint. In aller Regel ist es auch besser, die Kranken hinterher nicht an solche unangenehme Vorfälle zu erinnern.

Aktivierende Pflege Auch wenn Alzheimer-Kranke nichts Neues mehr lernen können, ist eine aktivierende Pflege günstig. Sie hat das Ziel, durch Sicherung der Restfähigkeiten möglichst lange eine zumindest teilweise Selbstständigkeit zu erhalten, Krankheitsfolgen zu verhindern und ein positives Selbstwertgefühl zu fördern. Aktivierung heißt, Abläufe klar zu strukturieren, was u.a. gleichbleibende Zeiten für gemeinsame Mahlzeiten oder das Aufstehen und Zubettgehen beinhaltet.

Akzeptieren heißt, die Dinge so zu nehmen wie sie kommen. Abgesehen davon, dass dies ohnehin eine sehr günstige Lebenseinstellung ist, sollte man sich diese Haltung bei der Pflege und Betreuung eines Alzheimer-Kranken möglichst früh angewöhnen. Weder ein Nachtrauern an »gute alte Zeiten« noch Vorwürfe an den Kranken helfen weiter.

Alkohol Viele Leser wissen aus eigener Erfahrung, dass Alkohol auch bei Gesunden zu Gedächtnisstörungen führen kann. Es ist daher nicht allzu erstaunlich, dass Alkohol die Gedächtnisprobleme von Alzheimer-Kranken verstärken kann. Dies hängt aber auch von der Menge ab und es ist daher meist nicht gerechtfertigt, schon Bedenken gegen das Trinken von ein bis zwei Glas Bier oder Wein zu haben. Stark alkoholhaltige Getränke sind allerdings nicht zu empfehlen.

Kranke im fortgeschrittenen Stadium sollten wenn überhaupt nur noch wenig Alkohol trinken und dabei auf keinen Fall mehr allein gelassen werden. Am besten trägt man dafür Sorge, dass keine größeren Alkoholmengen frei zugänglich sind, indem z. B. ein Barfach im Wohnzimmerschrank abgeschlossen wird. Wie bei den anderen Problemen der Krankheit sollte auch hier ein möglichst guter Kompromiss zwischen den berechtigten Sorgen wohlmeinender Angehöriger und den Wünschen der Betroffenen gefunden werden.

Bei Alzheimer-Kranken mit bekannter Alkoholabhängigkeit ist besondere Vorsicht geboten. Bei Bierliebhabern lohnt ein Versuch mit alkoholfreiem Bier, und bei einer Vorliebe für Liköre können süße Säfte weiterhelfen.

Angst Häufige Ängste der Betroffenen in frühen bis mittleren Stadien der Alzheimer-Krankheit sind:

- Angst, nicht mehr zu verstehen und verstanden zu werden
- Angst, verrückt zu werden
- Angst, die Kontrolle über das eigene Verhalten zu verlieren
- Angst vor Schmerzen
- Angst, den Angehörigen nur noch zur Last zu fallen
- Angst, verlassen oder in ein Heim »abgeschoben« zu werden
- Angst nicht mehr als Mensch wahrgenommen, sondern als »Puppe« behandelt zu werden

All diese Ängste sind mehr oder weniger berechtigt, weshalb es auch falsch und in der Regel ungünstig ist, den Kranken gegenüber den Eindruck zu erwecken, es sei alles »nur halb so schlimm«. Besser ist, ihnen zu versichern, dass man sich trotz ihrer Krankheit weiter um sie kümmern wird.

Anhänglichkeit und Anklammern   Eine vermehrte Anhänglichkeit oder ein Anklammern von Alzheimer-Kranken hat seine Ursache meist ganz einfach darin, dass sie unsicher sind und Angst vor einem Verlust der jeweiligen Bezugsperson oder anderen Dingen haben. Manchmal erfährt man auch von ihnen, ob und wovor sie Angst haben und ob man etwas tun kann, um diese Angst zu mindern. Wenn möglich, sollte man entsprechende Vorschläge der Betroffenen umsetzen.

Ein bewährtes Mittel gegen ein zu ausgeprägtes Anklammern der Kranken besteht darin, sie rechtzeitig daran zu gewöhnen, dass die Betreuung und Pflege durch mehrere Menschen erfolgt. Dann sind sie weniger beunruhigt, wenn eine bestimmte Person einmal einige Zeit nicht für sie da ist. Bei erforderlichen Abwesenheiten können die Kranken mündlich oder auch durch Notizzettel über den Grund und die Dauer informiert werden. Im Extremfall schaffen Kopfhörer Distanz und schirmen ein wenig ab. Pflegende Angehörige sind dann beim Hören der Musik zwar für den Kranken äußerlich vorhanden, aber innerlich weit entfernt bzw. bei sich selbst.

Anschuldigungen   Völlig oder zumindest weitgehend ungerechtfertigte Anschuldigungen gehören zum Alltag der Pflege und Betreuung vieler Alzheimer-Kranken in einem fortgeschrittenen Stadium. Die Ursache dieser Anschuldigungen liegt in den verschiedenen Erscheinungen der Krankheit, in allererster Linie im Vergessen. Wenn Betroffene nicht mehr wissen, was sie mit Geld, Schmuck oder anderen Dingen getan haben, diese jedoch aus irgendeinem Anlass plötzlich selber suchen, liegt es auf der Hand, dass sie auf die Idee kommen, andere könnten für das scheinbare Verschwinden verantwortlich sein. Auch hierbei gilt es aus Sicht der Betreuenden und Pflegenden, vieles am besten einfach zu überhören oder aber vom Thema abzulenken.

Antriebslosigkeit   Bei vielen Alzheimer-Kranken stellt sich im Verlauf der Erkrankung eine zunehmende Antriebslosigkeit ein. Sie verlieren das Interesse an vielem, mit dem sie sich früher stundenlang beschäftigen konnten. Auch hier steht als Ursache der Verhaltensstörung die Vergesslichkeit im Vordergrund. Betreuer sollten versuchen, die Kranken durch angemessene Aktivitäten – entsprechend dem Krankheitsstadium – aus der Reserve zu locken: mit einfachen Spiele, spazieren gehen, kleinen Bastelarbeiten oder auch aus der Sicht von Gesunden mit »unsinniger Beschäftigungstherapie« wie Knöpfe, Schrauben oder Ansichtskarten sortieren, können Alzheimer-Kranke zum Handeln motiviert werden.

Appetitlosigkeit Eine echte Appetitlosigkeit ist bei Alzheimer-Kranken nicht häufiger als bei gleich alten, anderen Menschen. Meist vergessen die Betroffenen einfach das Essen. Daher ist es im Zweifelsfall günstig, ihnen häufiger kleinere Zwischenmahlzeiten anzubieten.

Autofahren Außer zu Beginn der Krankheit, mit noch leichten Beschwerden, ist Autofahren für Alzheimer-Kranke verboten. Wie für andere Krankheiten, existieren zwar auch für die Alzheimer-Krankheit keine direkten gesetzlichen Bestimmungen, es gibt jedoch Richtlinien, nach denen Alzheimer-Kranke mit Beginn der Demenz ausnahmslos und eindeutig kein Auto oder sonstiges Kraftfahrzeug mehr steuern dürfen. Der betreuende Arzt und die Angehörigen sollten dieses Problem daher sehr frühzeitig mit den Betroffenen besprechen, um zu einer vernünftigen gemeinsamen Entscheidung und einvernehmlichen Regelung zu kommen.

Besonders die allgemeine Verlangsamung des Denkens mit einer zunehmend stärker werdenden Störung der räumlichen Orientierung sowie des Erfassens und Einordnens von überraschend auftretenden oder unbekannten Situationen sind gute Gründe dafür, dass Betroffene nicht mehr selbst Auto fahren. Außerdem muss bedacht werden, dass Haftpflichtversicherungen nach einem Unfall unter Umständen keine Leistungen für Sach- und Personenschäden übernehmen, wenn sie von einer Alzheimer-Krankheit des Fahrers Kenntnis erhalten. Angehörige sind daher gut beraten, in Zweifelsfällen die Autoschlüssel gut zu verstecken oder das Auto notfalls sogar zu verkaufen.

Es ist eher die Ausnahme als die Regel, dass Kranke bereit sind, von sich aus auf das Autofahren zu verzichten. Warum sollten sie auch gerade in dieser Frage »einsichtig« sein, wo doch das Autofahren für viele Menschen fast eine Art Inbegriff für Macht und Unabhängigkeit ist, gerade die Dinge, die durch eine beginnende Alzheimer-Krankheit ohnehin zunehmend gefährdet werden. Die Situation ist dann besonders schwierig, wenn z. B. nur der erkrankte Mann den Führerschein hat und eventuell sogar andere Familienangehörige davon abhängig sind, von ihm gefahren zu werden. Häufiger haben Partner zwar einen Führerschein, sind aber seit vielen Jahren praktisch nicht mehr gefahren.

Leitlinie Krankheit – Autofahren

In den von vielen Behörden als weitgehend bindende Richtlinie angesehenen und 2000 in sechster Auflage erschienenen Begutachtungs-Leitlinien »Krankheit und Kraftfahrereignung« stellt der gemeinsame Beirat für Verkehrsmedizin beim Bundesminister für Verkehr und beim Bundesminister für Jugend, Familie und Gesundheit die Alzheimer-Krankheit unter die Krankheitsgruppe der »alterungsbedingten Demenz und organischen Persönlichkeitsstörung«. Die Fahrtauglichkeit wird in dem Gutachten für alle Alzheimer-Kranken eindeutig verneint: »Wer unter einer ausgeprägten senilen oder präsenilen Demenz oder unter einer schweren altersbedingten Persönlichkeitsveränderung leidet, ist nicht in der Lage, den gestellten Anforderungen zum Führen von Kraftfahrzeugen ... gerecht zu werden.« Das Vorhandensein dieser Richtlinien bedeutet natürlich noch lange nicht, dass sich ein Alzheimer-Kranker ohne weiteres daran hält.

Wenn Kranke dazu überredet werden müssen, mit dem Autofahren aufzuhören, hat es sich bewährt, ihr Verantwortungsgefühl anzusprechen. Beispiele sind Aussagen wie »Du wärst doch sicher furchtbar unglücklich, wenn Du wegen Deiner Krankheit einen schweren Unfall verursachen würdest und andere Menschen zu Schaden kämen«. Bei uneinsichtigen Kranken müssen die Angehörigen zu Ausreden und Tricks greifen.

Ausreden können in Behauptungen bestehen, das Auto sei kaputt oder der TÜV sei abgelaufen; hilft dies nicht, kann zum Beispiel die Batterie abgeklemmt werden. Andere Maßnahmen bestehen in einem Verstecken der Autoschlüssel oder Parken des Autos an einem dem Kranken unbekannten Ort. Hilft dies alles nichts, muss zu weitergehenden Maßnahmen bis hin zur Meldung beim Ordnungsamt zur Einleitung eines Führerscheinentzugs gegriffen werden.

Baden Das Baden bzw. Duschen von Alzheimer-Kranken bereitet manchmal größere Probleme. Die Betroffenen sehen die Notwendigkeit dazu aus verschiedenen Gründen nicht mehr. Die verminderte Geruchswahrnehmung spielt sicher dabei auch eine Rolle. Oft legen die Angehörigen und Betreuer dagegen auch einen zu großen Wert auf Sauberkeit und berücksichtigen das Schamgefühl der Betroffenen nicht ausreichend, weshalb die ganze Prozedur dann oft zu einer Art Bestrafung ausartet.

Druck sollte allenfalls sanft und möglichst humorvoll ausgeübt werden. Bei einem sehr starken Sträuben der Betroffenen ist es meist besser, dies zu respektieren und zu einem späteren Zeitpunkt einen erneuten Anlauf zu machen. Pflegende (Ehe-)Partner können das Problem manchmal durch ein gemeinsames Duschen oder Baden lösen. Es reicht aus, wenn ältere Menschen nur ein- bis zweimal in der Woche duschen oder baden. Lediglich in den Achselhöhlen und beim Unterleib ist ein tägliches Waschen erforderlich. Es sollte möglichst regelmäßig zu festen Zeiten und zur Vermeidung von Verbrühungen unter strenger Kontrolle der Wassertemperatur erfolgen.

Basale Stimulation   bedeutet, Grundbedürfnisse mit einfachen Reizen anzuregen und zu befriedigen. Sie ermöglicht eine verbesserte Wahrnehmung der Umwelt. Erfolge sind allerdings nur zu erwarten, wenn die Beziehung zwischen pflegenden Angehörigen bzw. Betreuern und den Kranken echt ist und die entsprechenden Anregungen auch als positive Streicheleinheiten bzw. Zuwendung erlebt werden (siehe auch Snoezelen, S. 143). Ein Beispiel für eine erfolgreiche basale Stimulation ist ein Massieren von Hals und Kiefer vor dem Essen, was für manche Kranke appetitfördernd wirkt.

Besuche   Treffen mit alten Freunden oder Besuche von und bei Nachbarn und Verwandten sind für Alzheimer-Kranke lange Zeit sinnvoll und wichtig, um Gefühle von Verbundenheit und Dazugehörigkeit zu erhalten. Den Betroffenen selbst fehlt besonders in späteren Stadien ihrer Krankheit der Antrieb und die Kraft, um Beziehungen und Bekanntschaften aufrechtzuerhalten oder neue zu schaffen. Dann müssen sich die Betreuer darum kümmern, wobei allerdings einige Grundregeln beachtet werden sollten:

Besuchstermine sollten möglichst längere Zeit im Voraus festgelegt und mit den Betroffenen wiederholt besprochen werden. Es sollte sich sowohl von der Zahl der Besucher als auch der Besuchten um eine kleine, überschaubare Gruppe mit möglichst wenig Fremden handeln. Es ist ungünstig, wenn mehrere Menschen gleichzeitig auf die Betroffenen einreden oder in einer größeren Gruppe gleichzeitig mehrere Gespräche geführt werden.

Besucher und Besuchte sollten Grundkenntnisse von der Alzheimer-Krankheit haben. Sie sollten z. B. wissen, dass ein zeitweise eigenartig erscheinendes Verhalten wie ein plötzliches Aufstehen und Weggehen Folge der Krankheit ist und nicht bewusst erfolgt, um andere Menschen zu ärgern oder den eigenen Willen durchzusetzen.

Eine großzügige, freundliche und vertraute Atmosphäre mit Berücksichtigung der verminderten Belastungsfähigkeit, in der z. B. ein plötzliches Weggehen der Kranken ohne Angabe von Gründen nicht übel genommen wird, ist für den Betroffenen am angenehmsten. Oft ergeben sich zwanglose Gespräche über frühere gemeinsame Erlebnisse (siehe auch Gespräche).

Betreuungsgruppen Meist von regionalen Alzheimer-Gesellschaften organisierte Form der ambulanten Betreuung von Alzheimer-Kranken zur stundenweisen Entlastung pflegender Angehöriger. Meist findet ein- oder zweimal in der Woche ein halbtägiges oder ganztägiges Treffen statt; die Betreuung erfolgt durch Fach- oder Laienkräfte.

Bewegung Viele Alzheimer-Kranke haben zumindest in den ersten Jahren einen ausgesprochenen Bewegungsdrang. Es ist günstig, wenn sie diesen soweit wie irgend möglich ausleben können und nicht unterdrücken müssen. Entsprechend hat es sich bewährt, möglichst oft mit ihnen spazieren zu gehen oder auch kleinere Ausflüge zu machen.

Bodenbelag Zu glatte oder unregelmäßige Bodenbeläge mit Schwellen und Stufen sowie dicke, ungleichmäßige bzw. locker liegende Teppiche sind häufige Ursache von Stürzen und Unfällen (siehe auch jeweils dort). Weil die Kranken an hoch liegenden oder umgeschlagenen Ecken leicht hängen bleiben und dadurch stürzen, sind fest verlegte Teppichböden am besten und oft auch sicherer als glatte Linoleum- oder Parkettböden. Einzelteppiche und Brücken sollten besonders im Bad und in sonstigen gefliesten Zimmern rundherum mit doppelseitigen Klebebändern befestigt werden.

Delir Ein Delir ist ein akuter Verwirrtheitszustand mit plötzlich eintretender und vorübergehender Bewusstseinsstörung, die oft mit Sinnestäuschungen, Unruhe und anderen körperlichen Beschwerden einhergeht. Ein Delir tritt am häufigsten bei Alkoholkranken in der Entzugsphase auf, daneben aber auch bei vielen anderen Krankheiten wie Leber- und Nierenversagen, Unterzuckerung oder auch – nicht nur als Nebenwirkung von Medikamenten – bei der Alzheimer-Krankheit.

Die Bewusstseinslage kann sowohl angehoben als auch vermindert sein. Die Kranken sind oft unruhig und verkennen aufgrund von Trugwahrnehmungen und anderen Sinnestäuschungen ihre Situation. Auch aggressives Verhalten ist möglich, weil z. B. Angehörige nicht erkannt und als vermeintlich Fremde betrachtet werden. Für die Zeit des Delirs besteht hinterher eine Erinnerungslücke.

Unter den durch Pflegemaßnahmen beeinflussbaren Ursachen eines Delirs steht eine Austrocknung, in der Fachsprache »Exsikkose«, mit an vorderster Stelle. Daher ist unbedingt darauf zu achten, dass Alzheimer-Kranke ausreichend viel Flüssigkeit zu sich nehmen.

Faktoren, die ein Delir begünstigen (nach Grond):

- Alter über 80 Jahre,
- männliches Geschlecht,
- Krankheiten des Gehirns,
- Seh- und Hörbehinderung,
- Mangel an Flüssigkeit und Sauerstoff,
- Unterzuckerung,
- Entzündungen, Verletzungen und Operationen, starke Schmerzen,
- dauernde Bettruhe,
- chronische Schlafstörungen,
- Entzug und Wechselwirkungen von Medikamenten und Alkohol,
- Verluste von Bezugspersonen, gewohnter Umgebung.

Zu den wichtigsten Maßnahmen bei der Behandlung eines Delirs gehören, neben einer übersichtlichen, ruhigen und freundlichen Umgebung, eine möglichst enge und persönliche Betreuung. Fixieren in Form von Festbinden oder anderer freiheitsentziehender Methoden sowie die Anwendung von Psychopharmaka sollten nur im äußersten Notfall zum Einsatz kommen.

Depression Das bewusste Erleben des geistigen Abbaus zu Beginn der Alzheimer-Krankheit kann, außer zu Trauer und Scham (siehe auch jeweils dort) auch zu Depressionen führen. Verständlicherweise kommt es häufig zu einer Niedergeschlagenheit, wenn die Betroffenen zusammen mit ihren Angehörigen hilflos mit ansehen müssen, wie ihr »Geist« nach und nach schwächer wird und schwindet. Hier kann eine übliche medikamentöse Behandlung mit modernen und nebenwirkungsarmen Antidepressiva weiterhelfen.

Distanz Pflegende und Betreuer von Alzheimer-Kranken müssen sich stets um die Balance zwischen Fixierung, Zuwendung, Anklammerung und persönlicher Freiheit bemühen. Mit zunehmender Krankheitsdauer suchen die Betroffenen immer mehr die Nähe, andererseits ist für die Betreuer eine gewisse Distanz unbedingt erforderlich. Einen persönlichen Freiraum zu schaffen, hört sich einfacher an, als es für viele Menschen ist. Um nicht das Risiko einer vorzeitigen Erschöpfung einzugehen, sind Freizeitausgleich, Abschalten, Erholung, gemischt mit einer gesunden Portion Egoismus, jedoch absolute Voraussetzung.

Ehrenamtliche Helfer Auf privater Basis oder durch Vermittlung von Initiativgruppen, Pfarreien, Vereinen oder sonstigen Organisationen stehen unter Umständen ehrenamtliche Laienhelfer zur Verfügung, die ähnliche Aufgaben übernehmen können, wie dies im Rahmen einer Nachbarschaftshilfe (siehe dort) erfolgt.

Ekel Das Empfinden von Ekel bei den Angehörigen, wenn die Körperhygiene bei Alzheimer-Kranken im Verlauf der Krankheit nachlässt, ist zunächst einmal durchaus normal. Man sollte sich dabei aber immer wieder in Erinnerung rufen, dass die Betroffenen diese Störungen ebenso wie Säuglinge und Kleinkinder nicht willkürlich aufweisen. Die Ursache eines Verschmierens von Kot besteht oft entweder in einer Verstopfung (siehe S. 150), die die Kranken mit ihren Händen zu beheben versuchen oder in einer unzureichenden Reinigung nach dem Stuhlgang. Im ersten Fall ist eine ärztliche Untersuchung und gegebenenfalls Medikation sinnvoll, im zweiten eine Mithilfe durch Angehörige oder Pflegende.

Elektrische Geräte Die Bedienung elektrischer Geräte wird für Alzheimer-Kranke zu einem zunehmend schwierigen Problem. Um ihnen den Umgang zu erleichtern, kann man die wichtigsten Positionen von Knöpfen, besonders das Ein- und Ausschalten, markieren. Wenn es Geräte sind, bei denen Fehlbedienungen gefährlich werden können wie z. B. Herde und Elektroboiler, muss man sich weitere Vorsichtsmaßnahmen einfallen lassen. Der Einbau zusätzlicher Sicherheitsschalter oder das Herausnehmen von Sicherungen sind dabei nur zwei Möglichkeiten.

Empathie Als Empathie wird ein einfühlendes Verstehen bezeichnet, das mit der Bereitschaft und Fähigkeit einhergeht, sich in die Lage des Betroffenen zu versetzen. Dies ist eine der wesentlichen Voraussetzungen für eine erfolgreiche Pflege und Betreuung von Alzheimer-Kranken (siehe auch Besuch).

Enthemmung Hemmungen gehören zu den Verhaltensweisen, die in der Jugend durch die Erziehung erworben werden. Bei der Alzheimer-Krankheit gehen sie durch Vergessen weitgehend verloren, was z. B. zum Urinieren oder zu sexueller Enthemmung wie Onanieren, Entblößen im Intimbereich, Belästigen von Dritten mit Worten oder durch Betasten auch an öffentlichen Orten führen kann. Manchmal gelingt es, Ursachen oder Auslöser für derartige Verhaltensweisen herauszufinden und die Kranken dazu zu bringen, dies zu unterlassen. Oft bleibt einem aber nichts anderes übrig, als die Toleranzgrenzen bei sich selbst und Dritten etwas anzuheben. Gelegentlich können Medikamente weiterhelfen.

Ergotherapie ist das Erfassen und Behandeln von Störungen und Behinderungen durch Einsetzen und Üben ausgewählter Aktivitäten. Sie geht über eine rein »passive« Beschäftigungstherapie (siehe dort) hinaus. Ergotherapie kann einzeln oder in Gruppen erfolgen. Beispiele einer sinnvollen ergotherapeutischen Einzeltherapie zum Erhalten von Fähigkeiten des täglichen Lebens sind:

- Essenszubereitung wie Kartoffeln schälen, Kuchen backen oder Obst schälen,
- Anziehtraining,
- Waschtraining,
- Bügeln einfacher Wäschestücke,
- Boden kehren, Staub wischen oder saugen,
- Geschirr spülen und abtrocknen.

Ergotherapie in Gruppen von Alzheimer-Kranken kann z. B. in Mobilisations-, Rhythmik- oder Essensgruppen erfolgen. Bei einer Mobilisationstherapie steht der Erhalt und die Förderung der Beweglichkeit im Vordergrund, in Rhythmikgruppen dienen einfache Instrumente dem Erhalt des Rhythmikgefühls.

Erinnerungshilfen Jede Form von Erinnerungshilfe ist für Alzheimer-Kranke günstig. Dabei sind den individuellen Ideen der Betreuer keine Grenzen gesetzt. Auch das Anschauen von alten Fotobänden mit Familienbildern kann erstaunlich genaue Erinnerungen wachrufen. In diesem Zusammenhang sind die modernen technischen Möglichkeiten mit Videoaufzeichnungen von Lieblingsfilmen oder -sendungen sehr nützlich, die von den Kranken beliebig oft angeschaut werden können. Sofern vorhanden, sind natürlich auch Filme aus der eigenen Familie von früheren Urlauben oder Familienfeiern prima geeignet. Es ist heute auch ohne allzu großen Kostenaufwand möglich, z. B. alte Super-8-Filme auf Videokassetten überspielen zu lassen.

Erziehen   Manche pflegenden Angehörige erleben einen Rollentausch mit den von ihnen betreuten Eltern, indem sie versuchen, diese zu erziehen. Dies ist aber nicht nur völlig sinnlos, sondern wird rasch zu einer zusätzlichen Belastung. Eine erfolgreiche Erziehung setzt nämlich eine Lernfähigkeit des zu Erziehenden voraus, die bei der Krankheit kaum mehr gegeben ist.

Essen auf Rädern   Von Wohlfahrtsverbänden und inzwischen auch von privaten Trägern wird Essen auf Rädern angeboten, das entweder fertig zubereitet oder tiefgefroren ins Haus gebracht wird. Zuweilen beliefern auch die Großküchen von Altenheimen auf Anfrage private Haushalte. Meist kann die Stadtverwaltung über die Möglichkeiten vor Ort Auskunft geben.

Fernsehen   Viele gesunde Menschen schauen täglich mehrere Stunden fern und dieses Verhalten hat fraglos in vielen Familien zu einer Veränderung des Umgangs miteinander geführt. Es wird weniger miteinander gesprochen und gespielt als früher und oft diktiert das Fernsehprogramm den Ablauf des Abends. Sosehr man also aus derartigen Gründen das Fernsehen verfluchen kann, sosehr ist es doch gerade bei der Alzheimer-Krankheit oft ein bewährtes Mittel zur Ablenkung der Betroffenen und zur Entlastung der Betreuer. Allerdings sollten einige Grundregeln beachtet und die Sendungen ausgesucht werden:

So können Alzheimer-Kranke anspruchsvolleren Sendungen bald nicht mehr folgen und sie sind oft nicht mehr fähig, zwischen Schein und Wirklichkeit zu unterscheiden. Sie glauben dann z. B. im Fernsehen zu sehende Tiere oder Menschen seien wirklich bei ihnen im Zimmer und sie verstecken sich bei einer bedrohlichen Szene aus Angst, sie würden persönlich angegriffen. Wenn im Fernsehen Menschen aufeinander einschlagen oder schießen, ein Feuer ausbricht, Unfälle geschehen oder über Kriege und Katastrophen berichtet wird, werden sie oft unruhig und ängstlich.

Angehörige und sonstige Betreuer stellen selber sehr rasch fest, welche Sendungen noch geeignet sind. Dazu gehören Familienshows und auch Tierfilme, während Krimis und andere aufregende oder schwer verständliche Beiträge und Sendungen oft zu sehr beunruhigen. Für gläubige

Menschen bieten sich Übertragungen von Gottesdiensten an Sonn- und Feiertagen an, wobei unter Umständen Lieder mitgesungen werden können. Auch für Freunde von Volksmusik oder klassischer Musik gibt es viele geeignete Sendungen.

Fixieren Ein besonders in Alten- und Pflegeheimen sowie geriatrischen Kliniken noch immer zu oft anzutreffendes »Fixieren«, d.h. Festbinden von unruhigen und aggressiven Kranken sollte auf das absolut notwendige Maß reduziert werden. Oft wird es durch Personalmangel oder andere formale Umstände gerechtfertigt und führt eher dazu, aggressives Verhalten zu fördern als zu verringern.

Fragen Oft stellen Alzheimer-Kranke immer wieder dieselben Fragen wie »Was ist denn heute für ein Tag?«, »Was ist denn hier los?« »Was für ein Datum haben wir?« oder »Was gibt es zu essen?« und das manchmal direkt nach den Mahlzeiten. Anstatt zum zwanzigsten Mal auf die gleiche Frage zu antworten, kann es auch einmal sinnvoll sein, die Kranken zum Nachdenken aufzufordern oder die Antwort auf einen Zettel zu schreiben und diesen dem Kranken zu geben. Manchmal hilft auch ein allgemeines Beruhigen und ein Versichern, dass alles in Ordnung ist und kein Grund zur Sorge besteht. Wenn eine bestimmte Frage zu sehr auf die Nerven geht, sollte sie am besten einfach überhört werden; manchmal wird sie dann zunehmend weniger gestellt.

Allgemein kann es günstig sein, dem Kranken das Tagesprogramm auf einen kleinen Zettel zu schreiben und diesen an einem bestimmten Ort aufzuhängen. Dann kann man auf wiederholte Fragen z.B. antworten: »Schau doch nach, was ich aufgeschrieben habe«.

Gedächtnisstörungen machen sich bei Alzheimer-Kranken dadurch bemerkbar, dass sie z.B. Gegenstände, die sie selbst weggeräumt haben, nicht mehr wiederfinden oder sie sich nicht mehr an Einzelheiten aus Gesprächen bzw. von wichtigen Ereignissen der jüngsten Vergangenheit erinnern. Sie vergessen Namen von Menschen und Gegenständen und fragen in Gesprächen immer wieder nach denselben Dingen. In der Küche werden Kochtöpfe auf der heißen Herdplatte vergessen oder das Gas wird nicht abgedreht. Auch die Sprache ist betroffen, was sich durch ein Abbrechen mitten im Satz bemerkbar macht. Auch viele der anderen Probleme können auf Gedächtnisstörungen beruhen: so wird vergessen zu baden oder zu duschen, es wird vergessen, was bereits an Kleidungsstücken angezogen wurde oder welche Tages- und Jahreszeit es ist.

Gehirn-Joggen (Gejo)   Ein bewusstes Aufrechterhalten geistiger Interessen und Aktivitäten ist für Alzheimer-Kranke mit leichteren Gedächtnisstörungen günstig. Ein solches Gedächtnis- oder Hirnleistungstraining wird in Anlehnung an das weit verbreitete Joggen zur körperlichen Ertüchtigung auch als Gehirn-Joggen oder kurz »Gejo« bezeichnet. Auch ältere Menschen mit einer beginnenden Alzheimer-Krankheit haben noch Intelligenzreserven und können ihr Gedächtnis trainieren.

Durch ein Gedächtnistraining werden Alzheimer-Kranke angeregt, ihre vorhandenen geistigen Möglichkeiten voll auszuschöpfen und ihr gespeichertes Wissen zumindest vorübergehend zu festigen. Ein Erlernen von Gedächtnishilfen soll es ihnen ermöglichen, Ausfälle besser auszugleichen und Fehler zu vermeiden. Voraussetzung für ein erfolgreiches Gedächtnistraining ist die Abstimmung auf das ganz persönliche Wissen und Können jedes einzelnen Kranken.

Geld   Bei vielen Alzheimer-Kranken sind Schwierigkeiten im Umgang mit Geld eines der ersten Krankheitszeichen. Die Betroffenen können sich nicht mehr erinnern, ob sie etwas schon bezahlt haben oder nicht und zahlen z. B. in einem Geschäft an der Kasse entweder gar nicht oder dann mehrmals und geben auch sonst Geld ziemlich wahllos aus. Geld verliert für Alzheimer-Kranke auch seine symbolische Bedeutung, weshalb sie es nicht mehr sonderlich beachten, häufiger verlegen oder auch verlieren. Schon sehr bald sind sie nicht mehr in der Lage, selbstständig Geld von ihrem Konto abzuheben oder größere Einkäufe zu erledigen. Daraus ergeben sich auch Konsequenzen für die Geschäfts- und Testierfähigkeit (siehe jeweils dort).

Es bewährt sich, regelmäßig wiederkehrende Zahlungen wie Miete, Versicherungen, Strom und Wasser auf ein bargeldloses Einzugsverfahren umzustellen. Wenn Alzheimer-Kranke dennoch unbedingt weiterhin über Geld verfügen möchten, ist es günstig, darauf zu achten, dass sie immer nur überschaubare Beträge zur Verfügung haben. Wenn jemand es von früher her gewohnt war, viel Geld oder Schecks bei sich zu haben, kann man ihm in einer Kassette hauptsächlich Münzen und einige kleinere Scheine geben, bei Bedarf auch Fotokopien von Scheckformularen.

Mit Geschäften in der Nachbarschaft können manchmal Vereinbarungen getroffen werden, dass Kranke z. B. mit nicht mehr gültigen und später eingelösten Schecks bezahlen können oder dass von ihnen mitgenommene und nicht bezahlte Artikel »angeschrieben« und später bezahlt werden. Damit haben Kranke bei begrenztem Risiko weiterhin das für sie beruhigende Gefühl, gut bei Kasse zu sein.

Gereiztheit   Dazu gibt es zwar keine allgemeingültigen Ratschläge, aber dennoch haben sich einige Punkte meist als günstig erwiesen. Als erste Regel gilt, sich nicht nutzlos aufzuregen. Wenn man kann, sollte so ruhig wie möglich geblieben und nach dem Motto gehandelt werden »tief durchatmen, langsam bis zehn zählen und dann nochmals überlegen, was am besten getan werden kann«. Wenn alles nichts hilft, kann es auch nützlich sein, sich wenigstens für kurze Zeit in ein anderes Zimmer zurückzuziehen.

Oft ist es möglich, den Grund oder Auslöser für ein auf den ersten Blick völlig abwegig und überzogen erscheinendes Verhalten des Betroffenen herauszufinden. Wenn vermeintlich gestohlene Wertgegenstände gesucht werden, lässt sich dies unter Umständen durch ein gemeinsames Suchen bewältigen. Manche Angehörige haben ein Kästchen mit einigen Wertsachen der Kranken unter Verschluss, das sie dann entweder vorzeigen oder gemeinsam »finden« können.

Man sollte sich auch nicht wundern, wenn ein Alzheimer-Kranker im fortgeschrittenen Stadium böse wird und sogar um sich schlägt, wenn seine Frau oder Tochter ihn zum Baden oder Duschen ausziehen will. Wenn nämlich bedacht wird, dass seine Familienangehörigen für ihn wieder zu fremden Menschen geworden sind, die er nicht mehr erkennt, erscheint das Verhalten überhaupt nicht mehr so unangemessen.

Meist ist es erforderlich, sich einige Minuten Zeit zu nehmen, um den Kranken bevorstehende Dinge wie beispielsweise eine Untersuchung beim Arzt anzukündigen und ihnen Schritt für Schritt zu erklären, was als Nächstes von ihnen erwartet oder was mit ihnen gemacht wird. Versuche, aufgeregte und aggressive Kranke durch Argumente zu beruhigen, sind ebenso nutzlos wie allzu energisches Zureden. Es erfordert viel Einfühlungsvermögen und Taktgefühl, um das Verhalten von Alzheimer-Kranken in eine gewünschte Richtung zu lenken, ohne sie zu kränken.

Häufiger liegt der Grund für Verhaltensauffälligkeiten, wie beim Umher- und Weglaufen, auch in körperlichen Störungen der Kranken selbst und nicht in ihrer Umgebung. So können sie Schmerzen haben oder sich unwohl fühlen, ohne dies genauer mitteilen zu können. Ursache sind oft einfache Dinge wie Schmerzen, Harn- oder Stuhldrang sowie Ängste und Sorgen, die nicht mitgeteilt werden können. Äußere Auslöser können unangenehme Situationen, missliebige Menschen oder andere Aufregungen wie Fernsehsendungen sein.

Grundhaltung Die Grundhaltung in der Betreuung von Alzheimer-Kranken muss durch Ehrlichkeit, Empathie und Wertschätzung gekennzeichnet sein.

Haustiere Dass Tiere bei alten Menschen nicht nur die Rolle eines Kindes, sondern sogar die eines Therapeuten übernehmen können, ist einigen Lesern vielleicht schon selbst aufgefallen. Dennoch werden manche als Erstes denken, dass sie nun doch durch die krankheitsbedingten Störungen mit genug Anforderungen und Problemen konfrontiert sind und sich nicht auch noch um Tierfutter, Ausgehen oder Ähnliches kümmern wollen.

Sie sollten aber bedenken, dass Haustiere für viele Alzheimer-Kranke ein großer Gewinn sind. Ein Hund hält immer zu seinem Frauchen oder Herrchen und »verzeiht« ein Fehlverhalten viel schneller als ein Mensch. Tiere verlangen auch keine passende Garderobe, keine richtig zugeknöpfte Jacke, nicht einmal eine geschlossene Hose. Das Streicheln eines Tieres entspannt und das »Gassi-Führen« bewirkt eine vermehrte Bewegung. Beim Ausgehen mit einem Hund findet dieser außerdem im Zweifelsfall zurück.

Außer Hunden sind natürlich auch andere Haustiere wie Katzen, Vögel oder Fische denkbar. Selbst in Heimen hat sich gezeigt, dass demente Bewohner durch Kontakt mit Tieren wieder offener werden, Gefühle zeigen und sie sich insgesamt einfach besser fühlen.

Herumstöbern und Horten sind bei vielen Alzheimer-Kranken anzutreffende Verhaltensweisen, oft in Verbindung mit Verstecken (siehe dort). Sie lassen sich nicht verhindern und sind manchmal problematisch. Man kann dann nur versuchen, die Auswirkungen möglichst gering zu halten. Diese Verhaltensweisen sind größtenteils Folgen der Vergesslichkeit und des allgemeinen Misstrauens des Kranken, das sich nicht persönlich gegen Angehörige oder andere Betreuer richtet.

Hobbys sollten möglichst lange beibehalten werden, unabhängig davon, ob es sich um Sammeln von Briefmarken oder Münzen, handwerkliche und künstlerische Aktivitäten oder Musizieren handelt. Es ist z. B. erstaunlich, wie gut manche Kranken früher erlernte und häufiger geübte komplizierte Musikstücke noch auswendig spielen, während sie schon lange nicht mehr lesen können. Dies gilt auch für Freizeitbeschäftigungen wie Ballspiele oder Wandern, die zwar oft nicht mehr mit der von früher gewohnten Geschicklichkeit und Dauer, aber dennoch zufriedenstellend ausgeübt werden können.

Horten Viele Alzheimer-Kranke legen große Vorräte von bestimmten Dingen wie Seife, Nahrungsmittel oder auch Windeln an. Offenbar geschieht dies aus der Sorge heraus, in naher Zukunft Mangel zu erleiden. Solang sich dies in Grenzen hält, sollte man ihnen diese Angewohnheit, die ihrem Sicherheitsbedürfnis entspricht, einfach lassen. Wenn Vorräte überhand nehmen oder z. B. Lebensmittel verdorben sind, empfiehlt es sich gemeinsam mit den Betroffenen nachzusehen und zu entscheiden, was weggenommen oder auch weggeworfen wird. Manchmal muss man »Tauschgegenstände« wie z. B. frische Lebensmittel anbieten, um die Herausgabe von alten zu erreichen.

Inkontinenz Darunter wird eine fehlende Steuerung für den willkürlichen Urin- oder Stuhlabgang verstanden. Bei der Alzheimer-Krankheit gibt es aber außerdem den Begriff der »Affektinkontinenz«, der die fehlende Kontrolle von Gefühlsäußerungen oder Stimmungsänderungen ohne erkennbaren Grund wie unangemessenes Lachen oder Weinen beschreibt.

Zur normalen Kontrolle über Wasserlassen und Stuhlgang ist eine Abfolge von Fähigkeiten erforderlich. Man muss wissen, wo die Toilette ist, sie als solche erkennen bzw. finden und sich entsprechend an- und ausziehen können. Das Druckgefühl, das darauf aufmerksam macht, dass ein Gang zur Toilette ansteht, muss richtig gedeutet werden und manchmal ist ein »Aushalten« bis zum Erreichen der Toilette nötig. Daneben bedarf es gelegentlich auch eines vorausschauenden Planens für den Toilettengang. Alle diese Fähigkeiten können bei Alzheimer-Kranken gestört sein.

Für Pflegende ist es einfacher und weniger belastend, beim Wasserlassen und Stuhlgang zu helfen als die Betroffenen bei einer Inkontinenz jedes Mal reinigen und neu anziehen zu müssen. In Abhängigkeit vom Stadium der Krankheit ist es deshalb manchmal sinnvoll, die Kranken bis hin zum Toilettenbecken zu führen und sie mit »hier ist das Klo« auch auf den Anlass des Aufsuchens hinzuweisen. Dabei ist eine allzu gewählte Ausdrucksweise nicht sinnvoll. Das Wasserlassen kann man oft mit dem Öffnen eines Wasserhahns provozieren.

Im Heim oder Krankenhaus sind diese Störungen meist noch stärker ausgeprägt, weshalb nicht selten eher unkritisch und hoch dosiert Schlafmittel verabreicht werden. Gerade bei erst kurzer Verweildauer kann es im Rahmen nächtlicher Verwirrtheitszustände auch dazu kommen, dass sie weder die Toilette noch danach ihr eigenes Bett wieder finden. Deshalb urinieren sie unter Umständen in Waschbecken oder Schränke und legen sich danach zu fremden Menschen ins Bett, was meist zu großer Aufregung führt.

Katheter Die verschiedenen Arten von Kathetern, die das Wasserlassen erleichtern sollen, sind für noch gehfähige und nicht in Kliniken oder Heimen befindliche Kranke meist ungeeignet, da sie die Betroffenen stören und dann von ihnen eigenmächtig entfernt werden.

Kleidung Die Kleidung sollte bequem und locker, einfach zu handhaben und pflegeleicht sein, das heißt waschbar und wenn möglich bügelfrei. Halterungen und Verschlüsse müssen einfach zu bedienen sein, deshalb sind bei Röcken und Hosen z. B. elastische Bünde oder bei Mänteln große Knöpfe praktisch. Frauen können kurze Strümpfe problemloser an- und ausziehen als Strumpfhosen.

Überflüssiges Zubehör wie Gürtel oder Schnallen sind oft nicht zweckdienlich. Kleider und Hosen sollten nicht zu lang sein, damit die Kranken nicht darüber stolpern können. Bei Schuhen sind leichte, aber dennoch festsitzende Slipper oder Modelle mit Klettverschlüssen und rutschfesten Gummisohlen besser als Schnürschuhe mit Ledersohlen. Allzu weiche Pantoffeln sind wegen des fehlenden Haltes als Hausschuhe nicht zu empfehlen.

Komplizierte Kleidungsstücke können schon sehr bald nicht mehr alleine an- und ausgezogen werden. Das selbstständige An- und Auskleiden sollte aber möglichst lange gefördert werden, nicht zuletzt auch wegen der Selbstständigkeit auf der Toilette. Um den Kranken die Auswahl zu erleichtern, können ihnen z. B. abends vorsortierte und zusammenpassende Stücke in der richtigen Reihenfolge hingelegt werden. Dabei müssen Auswahlmöglichkeiten begrenzt werden, z. B. auf zwei Hemden oder Blusen. Manche Alzheimer-Kranke möchten am liebsten jeden Tag dieselben Kleidungsstücke anziehen. Sofern möglich, können in solchen Fällen mehrere gleichartige Stücke angeschafft werden. Ist dies nicht machbar, hilft es manchmal, die gebrauchten Kleidungsstücke der Kranken nachts während des Schlafs wegzunehmen. Am nächsten Morgen wissen sie dann häufiger nicht mehr, was sie am Vortag getragen haben.

Konstanz heißt Gleichbleiben. Eine Konstanz in der Pflege und Betreuung ist für Alzheimer-Kranke sehr wichtig und bezieht sich neben der Wohnung bzw. dem Aufenthaltsort auf die Bezugspersonen und die Tagesstruktur (siehe auch jeweils dort). Ein Wechsel von Räumen, Bezugspersonen und Zeiten verwirrt die Betroffenen oft zusätzlich, während Konstanz Gefühle der Entspannung, Geborgenheit und Vertrautheit begünstigt.

Konzentration Eine Störung des Konzentrationsvermögens gehört zu einem der erste Krankheitszeichen bei der Alzheimer-Krankheit und wird im Verlauf der Erkrankung immer stärker. Betreuer und Pflegende müssen sich darauf einstellen und Erwartungen an die Kranken immer mehr zurücknehmen. In frühen und mittleren Stadien der Krankheit kann versucht werden, die Konzentrationsfähigkeit durch kleinere Übungen zu aktivieren: Eine Übung ist die Vorgabe eines Wortes wie z. B. »Zoo«, dem der Kranke ein passendes Wort wie z. B. »Tier« zuordnen soll. Dann ist wieder der Betreuer an der Reihe mit evtl. »Sonntag« und im nächsten Schritt könnte der Kranke daraus dann den Satz »am Sonntag gehen wir in den Zoo zu den Tieren« bilden.

Körperkontakt Keine Angst vor einer Berührung der Kranken! Ganz im Gegenteil ist Körperkontakt ein bewährtes Mittel, um die Bedeutung von etwas Gesagtem zu unterstreichen oder auch ohne Worte und nur durch eine kurze Berührung mitzuteilen: »Komm wir gehen jetzt«.

Körperliche Betätigung Eine regelmäßige körperliche Aktivität wie ein täglicher Spaziergang (siehe dort) oder Schaufensterbummel ist sehr empfehlenswert. Sofern vorhanden, kann dabei ein Hund (siehe »Haustiere«) mitgenommen werden. Geeignete Ausflugsziele sind z. B. Zoos oder Wild- und Freizeitparks, Botanische Gärten, Wochenmärkte oder Stadtrundfahrten. Wenn längere Spaziergänge oder Ausflüge nicht mehr möglich sind, stellt ein Heimfahrrad eine sinnvolle Ausweichmöglichkeit dar.

Körperpflege Auch wenn die Körperpflege von Alzheimer-Kranken nicht mehr problemlos gelingt, sollten Angehörige und andere Betreuer nicht zu früh alle Verantwortung dafür übernehmen. Solange die Betroffenen dies selbst noch erledigen können und sie vielleicht nur regelmäßig daran erinnert werden müssen, ist es im Interesse einer längeren Unabhängigkeit und des Selbstwertgefühls besser, auch erheblich längere Zeiten für die Erledigung in Kauf zu nehmen. Sind die einzelnen Fertigkeiten einmal verloren gegangen, ist es nahezu unmöglich, sie wieder zu erlernen.

Seife, Waschlappen, Handtücher, Zahnbürste oder Zahnersatz müssen im Bad gut sichtbar und leicht erreichbar sein. Bei Frauen ist es günstig, weniger aufwendige Frisuren zu tragen und Schminken sowie Lackieren von Nägeln auf ein Minimum zu reduzieren. Das Pflegen und Schneiden der Finger- und Zehennägel muss überprüft und meist recht bald übernommen werden.

Körpersprache   Auch bei Gesunden erfolgt nur ein Drittel der Kommunikation mit Worten und der Rest »nonverbal« über die Körpersprache. Bei Gesprächen (siehe auch dort) mit Alzheimer-Kranken ist im Verlauf eine zunehmende Begleitung und Unterstützung mit einer entsprechenden Mimik, Körperhaltung und Gestik immer wichtiger. Zum Ende hin erfolgt der Kontakt ohnehin nur noch durch die Körpersprache. Dabei bewähren sich beispielsweise ein In-den-Arm-Nehmen, Streicheln oder auch nur kleine Gesten wie Augenzwinkern.

Krankenhauspflege   Eine vorübergehende Krankenhauspflege von Alzheimer-Kranken kann z. B. wegen starker Verhaltensstörungen mit Aggressivität oder dauerndem Weglaufen erforderlich werden. Meist erfolgt sie in so genannten »gerontopsychiatrischen« (»Alters-Seelenheilkunde«) Kliniken oder in entsprechenden Abteilungen psychiatrischer Kliniken. Ist eine Unterbringung in einer geschlossenen Abteilung oder Klinik notwendig, wird diese notfallmäßig vom Hausarzt veranlasst. Die Klinik muss dann aber eine Genehmigung durch das Vormundschaftsgericht einholen.

Kühlschrank   Achten Sie im Rahmen der Ernährung besonders bei (noch) allein lebenden Alzheimer-Kranken darauf, dass immer ausreichend viele und frische Lebensmittel im Haus sind. Eine Schweizer Studie belegte, dass Menschen über 65 Jahre viel häufiger in ein Krankenhaus kamen, die im Kühlschrank einen zu geringen oder verdorbenen Nahrungsvorrat hatten als Menschen mit einem vollen Kühlschrank und frischem Inhalt. Dabei machte es keinen Unterschied, ob bereits eine Demenz oder andere Krankheiten vorlagen.

Kurzzeitpflege   Eine Kurzzeitpflege rund um die Uhr über einen Zeitraum von bis zu vier Wochen wird von der Pflegeversicherung bezahlt, um den pflegenden Angehörigen eine Kur, einen Urlaub, eine Reise oder »nur« eine vorübergehende Entlastung zu ermöglichen. Auch Unfall oder Erkrankung des Hauptbetreuers sind Gründe, die eine häusliche Pflege zeitweise unmöglich machen und eine kurzfristige Heimaufnahme manchmal zwingend erfordern.

Als weitere Gründe sind die Renovierung der Wohnung oder die Zeit- überbrückung zu nennen, bis ein endgültiger Heimplatz frei wird. Ein Problem besteht häufiger darin, dass die meisten Einrichtungen für Kurz- zeitpflege »offen« sind und deshalb keine weglaufgefährdeten Kranken aufnehmen können.

In Einzelfällen können Kurzzeitpflegeeinrichtungen in der Funktion von Hospizen auch Sterbebegleitung machen.

Lachen   ist gesund und Humor ist, wenn man trotzdem lacht. Auch wenn dies bei der Pflege und Betreuung von Alzheimer-Kranken zeitwei- se sehr schwer fällt oder kaum vorstellbar ist, sollte man sich bemühen, möglichst oft mit den Kranken – nie aber über sie – zu lachen.

Lernen   Alzheimer-Kranke können praktisch nichts Neues mehr lernen. Allenfalls einfachste Dinge wie das Einschalten eines Gerätes durch Drücken auf einen bestimmten Knopf können durch häufiges und gedul- diges Wiederholen mit vielen Pausen noch beigebracht werden. Das ge- störte Lernen ist auch gleichbedeutend mit einer verminderten Anpas- sungsfähigkeit an neue Situationen oder auf veränderte Bedingungen.

Licht und Schatten   Wie bei allen schweren und lang dauernden Krank- heiten liegen Licht und Schatten auch bei der Alzheimer-Krankheit bzw. bei der Betreuung Betroffener eng beieinander. Ein dankbarer Blick, ein Händedruck oder auch ab und zu einmal ein liebes Wort gleichen man- che Mühen aus und erlauben es, zwischenzeitliche Gefühle der Ohn- macht und Verzweiflung besser zu ertragen.

Auch im wörtlichen Sinn haben Licht und Schatten für Alzheimer-Kranke eine große Bedeutung. Weil die Welt für die Betroffenen immer weniger verständlich wird, benötigen sie möglichst viel Orientierung, um sich dennoch darin zurechtzufinden. Dazu gehört auch eine gute Beleuch- tung. Gerade in den Nachmittags- und frühen Abendstunden können bei schlechter Beleuchtung bewegte Schattenfiguren, die z. B. durch vorbei- fahrende Autos und deren Lichtschein entstehen können, Ursache einer Beunruhigung sein.

Medikamente Entspannende und müde machende Medikamente sollten nur dann gegeben werden, wenn andere Maßnahmen versagen und auch dann nicht als Dauerbehandlung. Bei langsamer Dosissteigerung ist die niedrigst wirksame Dosis die richtige. In regelmäßigen Abständen muss überprüft werden, ob der Grund für die Gabe des Medikaments noch weiterbesteht oder ein Absetzversuch gerechtfertigt ist.

Auch bei Alzheimer-Kranken kann es vorkommen, dass sich eine Abhängigkeit von Medikamenten wie Benzodiazepinen (Handelsname z. B. Valium) entwickelt. Dann ist es oft günstig, in Absprache mit dem behandelnden und verordnenden Arzt zunächst die Präparate zu wechseln und dann langsam abzusetzen. Manchmal müssen dabei zur Überbrückung andere Medikamente, meist so genannte Neuroleptika, eingesetzt werden.

Medikamenteneinnahme Eine zuverlässige Einnahme von Medikamenten kann von Alzheimer-Kranken in fortgeschrittenen Stadien nicht mehr erwartet werden. Die Betroffenen wissen oft schon nach kurzer Zeit nicht mehr, ob sie ihre Tabletten bereits eingenommen haben oder nicht und sind auch bei der Zusammenstellung unterschiedlicher Medikamente für die Tagesration überfordert.

Die Packungen mit dem Hauptvorrat aller Medikamente sollten für Alzheimer-Kranke unzugänglich aufbewahrt werden. Sehr sinnvoll ist das Aufteilen der Medikamente in Döschen mit verschiedenen Fächern für die Einnahme morgens, mittags, abends und zur Nacht. Solche Döschen können z. B. für eine Woche im voraus gerichtet und dann täglich den Betroffenen ausgehändigt werden. Auch dann ist es aber meist notwendig, dass Angehörige oder Betreuer die Medikamente verabreichen oder zumindest an ihre Einnahme erinnern.

Kranke, denen die Medikamenteneinnahme überlassen wird, können aus Versehen morgens als erstes ihre Schlafmittel und abends vor dem Schlafengehen ihre Mittel zur vermehrten Urinbildung (Diuretika) einnehmen. Eine durch die Schlafmittel bedingte vermehrte Müdigkeit und Interesselosigkeit am Tag sowie ein durch die Diuretika verursachter Blutdruckabfall, der zu vermehrter Unruhe und Verwirrtheit in der Nacht führen kann, lässt dann fälschlicherweise eine Verschlimmerung der Alzheimer-Krankheit vermuten. Allgemein steigt das Risiko von Arzneimittelnebenwirkungen mit der Zahl einzunehmender Mittel und der Kompliziertheit von Einnahmeplänen.

Der Hausarzt sollte stets über alle, gerade auch von anderen Ärzten verschriebene oder von Freunden und Nachbarn zum Probieren ausgeliehene Medikamente im Bilde sein. Wichtig ist es auch für Bezugspersonen und Betreuer, über alle Medikamente, den Grund ihrer Verordnung und ihre häufigsten Nebenwirkungen informiert zu sein.

Mundtrockenheit kann eine Nebenwirkung vieler Medikamente sein, die zur Behandlung der Alzheimer-Krankheit eingesetzt werden. Klagen die Betroffenen darüber, hat es sich bewährt, ihnen häufiger Bonbons oder Kaugummi und natürlich immer genügend Getränke anzubieten.

Musik ist eine besonders gute Möglichkeit, Alzheimer-Kranke zu unterhalten und abzulenken. Ein lange erhalten bleibendes Gefühl für Rhythmus zeigt sich beim Händeklatschen oder Schlagen des Takts zur Musik. Grund dafür, dass trotz deutlicher Gehschwierigkeiten das Tanzen (siehe auch dort) oft vergleichsweise noch gut gelingt.

Dabei sollte allerdings immer daran gedacht werden, dass die aktuelle Schlager- oder Hitparadenmusik ungeeignet ist. In manchen Familien und auch in Alters- und Pflegeheimen denken Betreuer beim Einstellen der Radiosender bedauerlicherweise mehr an ihre eigenen Vorlieben als an die ihrer Kranken. Am besten sind Lieder aus der Jugend- und frühen Erwachsenenzeit der Betroffenen, bei heute 75-Jährigen also aus der Zeit bis etwa 1950.

Musikkassetten, Schallplatten oder Compact Discs mit der jeweiligen Lieblingsmusik können deshalb oft zur Stimmungsverbesserung beitragen. Es ist heute auch relativ unproblematisch, einige Tonbandkassetten oder auch CDs mit der individuellen Lieblingsmusik des Kranken zusammenzustellen. Wenn es nicht gerade Countrymusik, Jazz, oder alte Schlager sind, die man vielleicht nicht auf entsprechenden Tonträgern zur Verfügung hat, bietet sich bei klassischer oder auch Volksmusik das Radio an, das täglich auf mehreren Sendern diese Musikrichtungen spielt.

Musizieren Auch wenn die Sprache schwer gestört ist, kann ein Musizieren und Singen alter, vertrauter Lieder wegen deren Gefühlsgehalt noch gut möglich sein. Viele Alzheimer-Kranke sind trotz einer schon deutlichen Demenz noch in der Lage zu musizieren, wenn sie dies früher in ihrem Leben gelernt und praktiziert haben. Dies hängt wohl einerseits damit zusammen, dass als angenehm empfundene Tätigkeiten am längsten im Gedächtnis bleiben, andererseits damit, dass Dinge wie Musizieren ähnlich wie Fahrradfahren irgendwann nicht mehr bewusst, sondern quasi automatisch ablaufen. Betroffene denken gar nicht lange darüber nach, welche Taste sie als Nächstes bedienen oder auf welche Seite sie drücken müssen. Jedenfalls gibt es immer wieder Kranke, die lange Zeit noch sehr gut z. B. Klavier spielen können. Wenn dies der Fall ist, sollte ihnen ausreichend Gelegenheit dazu gegeben werden. In späteren Stadien können computerunterstützte Geräte hilfreich sein, die schon einen Grundrhythmus vorgeben.

Nachbarschaftshilfe Auf privater Basis, von Kirchen oder Wohlfahrtsverbänden vermittelte Form der ambulanten Betreuung von Alzheimer-Kranken durch Laienhelfer. Auf ehrenamtlicher Basis werden vorwiegend Einkäufe und kleinere Hausarbeiten erledigt, außerdem steht man für Gespräche und Besuche zur Verfügung. Pflegeaufgaben werden in der Regel nicht übernommen.

Nachlaufen Ein für viele pflegende Angehörige oft sehr belastendes Verhalten von Alzheimer-Kranken besteht in einem dauernden Nachlaufen besonders hinter demjenigen Menschen, der ohnehin schon die Hauptlast der Betreuung zu tragen hat. Die Kranken weichen nicht von der Seite, stehen dauernd neben oder hinten dran, ohne aber auch nur ansatzweise nützlich zu sein. Die Auswirkungen eines solchen Verhaltens ähneln demjenigen eines stetig tropfenden, undichten Wasserhahns. Im Prinzip ist es völlig harmlos und stört zunächst nicht. Je länger es aber anhält und insbesondere auch dann noch bestehen bleibt, wenn alles andere im Haus ruhig geworden ist, desto mehr geht es schließlich doch auf die Nerven.

Die Ursache des dauernden Nachlaufens liegt in den Gedächtnisstörungen der Kranken und der dadurch bedingten völligen Verunsicherung. Deswegen möchten sie am liebsten immer in der Nähe eines ihnen vertrauten Menschen sein und vergewissern sich häufiger, dass er sie auch nicht alleine lässt. Das kann so weit führen, dass den Angehörigen bis an die Toilettentür gefolgt und dann dauernd angeklopft und nachgefragt wird, ob diese auch noch da sind. Solange der betreuende Mensch gesehen oder zumindest gehört wird, gibt dies den Kranken offensichtlich ein gewisses Gefühl der Sicherheit.

Nächtliche Verwirrtheit und Umherwandern Wenn Alzheimer-Kranke nachts häufig aufwachen, besonders verwirrt sind und in der Wohnung oder im Heim umherwandern, kann man verschiedene Vorgehensweisen ausprobieren, bevor der Griff zum Medikament nötig wird. So hat es sich bewährt, das Abendessen möglichst spät zu geben und den Kranken etwas zu essen und zu trinken ans Bett zu stellen. Außerdem kann man versuchen, zur Nacht anstelle von Schlafmitteln üblicherweise anregende Getränke wie Kaffee oder Cola zu geben, die bei manchen älteren Menschen eine paradoxe Wirkung haben und ein besseres Ein- und Durchschlafen ermöglichen.

Nebenwirkungen Nebenwirkungen von Medikamenten sind um so häufiger, je mehr unterschiedliche Mittel eingenommen werden. Deshalb sollten die Medikamente in regelmäßigen Abständen mit dem Hausarzt durchgegangen und überprüft werden, inwieweit einzelne auch wieder abgesetzt werden können.

Öffentliche Verkehrsmittel Alzheimer-Kranken stehen Vergünstigungen bei Fahrten mit öffentlichen Verkehrsmitteln zu: Infolge »von Störungen der Orientierungsfähigkeit vermögen sie nicht ohne erhebliche Schwierigkeiten oder nicht ohne Gefahren für sich selbst oder andere, Wegstrecken im Ortsverkehr zurückzulegen, die üblicherweise noch zu Fuß zurückgelegt werden. Auch besteht die Notwendigkeit einer ständigen Begleitung« (nach dem Schwerbehindertenrecht, siehe S. 97). Alleine können die Betroffenen allenfalls noch zu Beginn der Krankheit fahren. Später vergessen sie das Fahrziel, eine Karte zu kaufen oder einfach das Aussteigen.

Orientierungsstörungen beginnen bei der Alzheimer-Krankheit meist mit Verwechslungen der kalendarischen Zeit (Jahr, Jahreszeit, Monat, Tag). Erst später ist die Orientierung zum Ort und zur Situation und schließlich zur eigenen Person beeinträchtigt. Der Verlust der Zeitperspektive führt dazu, dass die Betroffenen ihr Handeln immer mehr nach zufälligen Reizen oder Bedürfnissen richten, was oft wechsel- oder sprunghaftes Verhalten erklärt. Die für Gesunde selbstverständliche Trennung zwischen Vergangenheit und Gegenwart geht verloren, weshalb z. B. Essenszeiten durcheinander gebracht oder längst verstorbene Menschen besucht werden wollen.

Störungen der räumlichen (Ort, Straße, Gebäude, Etage etc.) und/oder der situativen Orientierung beeinträchtigen den Lebensraum der Betroffenen zunehmend und engen ihren Aktionskreis erheblich ein. Anfangs irritieren nur fremde Umgebungen und fremde Menschen, später finden sie sich auch am Wohnort und mit Freunden oder Bekannten nicht mehr zurecht. Am Ende schließlich gilt das auch für die eigene Wohnung und die eigenen Angehörigen.

Panik Besonders wenn Anforderungen an sie gestellt werden, denen sie nicht mehr nachkommen können, zu vieles auf einmal auf sie einstürmt oder sie sich zu Unrecht zurückgesetzt fühlen, zeigen manche Alzheimer-Kranke häufiger Kurzschluss- oder Panikreaktionen. Aus Sicht der Gesunden stehen diese Reaktionen in keinem Verhältnis zu dem jeweils auslösenden Ereignis.

Alzheimer-Kranke haben im Alltag im wahrsten Sinn des Wortes die Orientierung verloren. Sie wissen kaum noch, woher sie kommen und wer sie sind, geschweige denn, was ihre Ziele waren bzw. wohin sie gehen. Ihre Umgebung wird ihnen täglich fremder anstelle vertrauter, und auch mit ihren Mitmenschen können sie zunehmend weniger anfangen.

Wenn Sie sich einmal vorstellen, in einer Umgebung zu leben, in der Sie zunehmend nur noch anhand der Gesten und der Stimmlage ihrer Mitmenschen vermuten können, was um Sie herum geschieht, sind solche Verhaltensweisen leichter verständlich. Dies wäre etwa so, wie wenn man plötzlich in einem fremden Land in einem fremden Haus und unter fremden Menschen lebt, die einen zudem noch so ansehen, als sei alles völlig in Ordnung. Jede empfundene Bedrohung des verbliebenen Rests an Sicherheit führt verständlicherweise zu großer Angst und Verunsicherung, die sich entweder in weiterem Rückzug und Resignation oder eben in Kurzschluss- und Panikreaktionen äußern kann.

Wie bei aggressivem Verhalten besteht die sinnvollste Gegenmaßnahme in vorsichtigem Beobachten, Ablenken und Beruhigen. Gelingt es, den Kranken ein Gefühl der Sicherheit zu vermitteln, ist das Problem meist bereinigt.

Radio Ein Radio zählt heute zu den Selbstverständlichkeiten, die sich fast in jedem Haushalt finden. Oft wird es durch Musikanlagen mit Plattenspielern, Tonbandkassetten oder Compact Discs ergänzt. In manchen Familien ist von früh bis spät mindestens ein Radio oder eine Musikanlage eingeschaltet. Komplizierte Hörspiele oder sonstige anspruchsvolle Sendungen sind für Alzheimer-Kranke aus nahe liegenden Gründen ungeeignet und können sogar zu einer verstärkten Verwirrung beitragen. So kann es vorkommen, dass Kranke einen Sprecher im Radiogerät suchen.

Rasieren   Das Rasieren wird für Alzheimer-Kranke wie auch die sonstigen Bereiche der Körperpflege zunehmend problematisch. Betroffene Männer sollten sich von Nass- auf Trockenrasur umstellen.

Rauchen   Nikotin hat keinen nachteiligen Effekt auf eine einmal eingetretene Alzheimer-Krankheit. Allerdings reagiert ein geschädigtes Hirn verstärkt auf Zigaretten, Zigarren oder Pfeifen und deshalb kann die Verträglichkeit deutlich abnehmen. Ein weiteres Problem beim Rauchen liegt in der Brandgefahr, da Alzheimer-Kranke in fortgeschrittenen Stadien ihre Handlungen nicht mehr ausreichend beurteilen und kontrollieren können. So kommt es vor, dass sie z. B. mit einer brennenden Zigarette im Bett einschlafen und damit sich und andere Menschen erheblich gefährden.

Beim Rauchen haben viele Kranke auch schon zunehmend Probleme mit dem Anstecken einer Zigarette. Manchmal versuchen sie z. B. bei Filterzigaretten, das Ende mit dem Filter anzuzünden oder nehmen das brennende Ende in den Mund. Sie lassen schließlich brennende Zigaretten einfach fallen oder drücken sie an Sitzpolstern oder Zeitungen aus. Daher sollte zumindest in jedem Zimmer ein großer Aschenbecher stehen und in der Regel empfiehlt es sich, die Kranken nicht alleine und ohne Aufsicht rauchen zu lassen.

Am besten ist es, wenn man Alzheimer-Kranken das Rauchen abgewöhnt. Viele Angehörige berichten, dass dies gerade in fortgeschrittenen Stadien oft erstaunlich leicht gelingt, wenn sonst niemand in der Familie raucht. Wenn Zigaretten, Zigarren oder Pfeifen nicht mehr im Haus sind und nicht mehr gesehen werden, wird häufig auch nicht mehr danach verlangt, wahrscheinlich einfach deswegen, weil die Kranken das Rauchen vergessen haben.

Reisen   Betroffene mit fortgeschrittener Alzheimer-Krankheit reagieren auf andauernd neue und wechselnde Eindrücke häufig verwirrt. Deshalb sind durchaus in wohlmeinender Absicht arrangierte Reisen oder Urlaubsaufenthalte an neuen, unbekannten Orten für die Kranken meist eher eine Belastung als eine Freude. Dies heißt nicht zwangsläufig, dass Alzheimer-Kranke grundsätzlich nicht mehr in Urlaub fahren können oder sollen. Wenn z. B. seit vielen Jahren regelmäßig ein bestimmter Ort aufgesucht wurde, wo sich auch eventuell gute Bekannte immer trafen, spricht zumindest zu Beginn der Krankheit nichts dagegen, dies auch weiterhin zu tun.

Anfangs können sogar noch ohne größere Schwierigkeiten eventuell normale Urlaubsreisen unternommen werden, wobei aber ebenfalls jegliche Überforderung vermieden werden sollte. Eine für die fernere Zukunft geplante große Auslands- oder gar Weltreise muss entweder vorgezogen oder fallen gelassen werden.

Bei Fahrten in neue, unbekannte Umgebungen ist es günstig, wenn diese als Gruppenreisen erfolgen, wie es z. B. bei Ausflügen von Tagespflegeeinrichtungen oder mit Angehörigen und Kranken aus Selbsthilfegruppen angeboten wird. Dann sind wenigstens immer mehrere vertraute Menschen dabei. Kranke dürfen auf keinen Fall, auch nicht für kurze Zeit, an unbekannten Orten alleine gelassen werden.

In fortgeschrittenen Stadien der Krankheit kann es vorkommen, dass die Betroffenen nach der Rückkehr aus einem Urlaub ihre eigene Wohnung nicht mehr erkennen und zunächst vermehrt weglaufen. Das heißt nicht, dass dies auf Dauer der Fall ist, sondern meist gewöhnen sich die Kranken wieder an ihr Zuhause.

Religion   Der sonntägliche Kirchgang kann zumindest im Anfangsstadium beibehalten werden, wenn er für den Betroffenen ein Bedürfnis ist und auch zu einer lieb gewordenen Gewohnheit im Wochenablauf gehörte. Aber auch im Fernsehen gibt es für gläubige Menschen Übertragungen von Gottesdiensten, bei denen gegebenenfalls Lieder mitgesungen werden können.

Rhythmus   Viele Alzheimer Kranke behalten sehr lange ein gutes Gefühl für Rhythmus. Dies lässt sich z. B. beim Musizieren, Singen und Tanzen ausnutzen (siehe auch jeweils dort), daneben aber auch bei Bewegungsübungen und Gymnastik.

Schlafstörungen   sind gerade im höheren Lebensalter sehr häufig. Etwa jeder zweite ältere Mensch klagt über mindestens eine Form wie etwa Probleme beim Ein- oder Durchschlafen, frühmorgendliches Erwachen oder vermehrte Tagesmüdigkeit. Bei der Alzheimer-Krankheit gehören Schlafstörungen zu den Verhaltensstörungen, die hinsichtlich der damit verbundenen Belastung für Angehörige bzw. Pflegende oft weitaus schwer wiegender sind als beispielsweise Gedächtnisstörungen.

Nach Einschlafstörungen, wozu anfangs Angst und Sorgen in Anbetracht der ungewissen Zukunft beitragen können, kommt es im weiteren Verlauf dann vermehrt zu Durchschlafstörungen. Wegen des verlorenen

Zeitgefühls ist schließlich der Schlaf-Wach-Rhythmus so gestört, dass sich daraus dann das gefürchtete, aber typische Umherlaufen in der Nacht entwickelt.

Betroffene sollten abends nicht zu früh ins Bett gehen und morgens nicht zu lange liegen bleiben. Gehen Kranke abends schon um acht Uhr schlafen, kann ein Aufwachen gegen vier Uhr in der Nacht völlig normal sein. Um abends ausreichend müde zu werden, sind nur kurze Nickerchen tagsüber erlaubt. Im Anfangsstadium der Krankheit ist ein vorübergehendes Aufstehen, Lesen oder Radiohören mit erneutem Zubettgehen und Einschlafen möglich.

Bei vorzeitigem Aufwachen in der Nacht gelingt es manchmal mit gemeinsamen Entspannungsübungen den Kranken wieder zum erneuten Einschlafen zu bringen. Manche glauben nach dem nächtlichen Aufstehen und Toilettengang, dass es schon Morgen und Zeit sei, sich anzuziehen und für die Arbeit oder zum Einkaufengehen fertig zu machen. Lichtdurchlässige Vorhänge und Jahreszeiten mit frühem Sonnenaufgang begünstigen den Eindruck. In solchen Fällen hilft es manchmal, den Kranken abends nach dem Einschlafen die Kleider wegzunehmen, damit sie sich nachts nicht anziehen können. Dies ist weniger aufwendig als sie dazu zu bringen, sich wieder auszuziehen.

Wenn die Betroffenen sich um bestimmte Fragen oder Dinge viele Sorgen machen und deshalb oft nicht einschlafen, kann man diese vorsorglich bereits am frühen Abend ansprechen. Gleichzeitig sollte eine Unterhaltung darüber aber auf eine bestimmte Zeit begrenzt werden. Manchmal drücken auch zu spät eingenommene Mahlzeiten auf Magen und Herz und verhindern ruhigen Schlaf.

Schlafzimmer   Im Schlafzimmer der Betroffenen muss ausprobiert werden, welche Beleuchtung und Zimmertemperatur günstig ist und ob eventuell leise Hintergrundmusik als angenehm empfunden wird. Da nachts unter Umständen häufig Harndrang besteht, kann sich ein Toilettenstuhl im Schlafzimmer der Kranken als praktisch erweisen. Bei Paaren wird es im Verlauf der Krankheit oft erforderlich, getrennte Schlafzimmer zu benutzen, damit wenigstens der pflegende Partner am nächsten Tag ausgeruht ist. Oft stellen ausgeprägte Schlafstörungen mit mehrmaligem Aufwachen pro Nacht eines derjenigen Probleme dar, mit dem Angehörige zu Hause nicht mehr zurechtkommen.

Schlüssel sind für Gesunde relativ einfache, technische Geräte, die man fast unbewusst gebraucht. Für Alzheimer-Kranke sieht dies aber anders aus, und mit der Zeit haben sie oft zunehmende Probleme im Umgang mit verschiedenen Schlüsseln. Anfangs genügen oft noch kleine Merkhilfen wie z. B. verschiedenfarbige Markierungen, später kann dann schon gemeinsames Üben nötig werden. Außerdem empfiehlt es sich einen Vorrat an Ersatzschlüsseln anzulegen, der innerhalb und außerhalb der Wohnung bzw. des Hauses oder beim Nachbarn deponiert wird – auch deshalb, weil Kranke sich einsperren und nicht mehr in der Lage sein können, selbst aufzuschließen.

Schreien kann bei Alzheimer-Kranken vielfältige Ursachen haben: körperliche Beschwerden wie Entzündungen, Schmerzen, Durst bzw. Austrocknung sind ebenso möglich wie psychische Gründe. Dabei ist an Angst, Depressionen, Wahnvorstellungen, Einsamkeit, Langeweile oder anderes zu denken. Die Erfolgsaussichten der Pflege und Betreuung sind am größten, wenn es gelingt, die Ursache herauszufinden und diese zu beheben. Ist dies nicht möglich, bewährt sich meist ein Ablenken (siehe auch dort) durch Maßnahmen wie Berührung, Bewegung oder Musik. Bei körperlichen Schmerzen sind oft entsprechende Schmerzmittel erforderlich, bei psychisch bedingtem und anderweitig nicht beeinflussbarem Schreien können vorübergehend Psychopharmaka nötig werden.

Schwerhörigkeit Etwa jeder zweite Mann und jede dritte Frau über 65 ist schwerhörig, auch wenn keine Alzheimer-Krankheit vorliegt. Meist handelt es sich um eine so genannte Innenohr- oder Schallempfindungsschwerhörigkeit, bei der leise und hohe Töne nicht mehr wahrgenommen und laute Töne als unangenehm empfunden werden. Darüber hinaus haben die Betroffenen Schwierigkeiten Stimmen zuzuordnen, wenn gleichzeitig mehrere Menschen reden. Bei einer Schallleitungsschwerhörigkeit werden dagegen alle Töne leiser. Sie entsteht häufig infolge eines verstopften Ohrgangs durch z. B. Ohrenschmalz (bei etwa einem Drittel der Heimbewohner), Ohrenentzündungen und Verletzungen.

Jede Art von Schwerhörigkeit kann bei Alzheimer-Kranken neben einer Vereinsamung und Depression auch zu einer Zunahme von Misstrauen oder sogar Wahnvorstellungen führen. Ein ausreichend lautes Sprechen (siehe auch Gespräche) mit zugewandtem Gesicht ist deshalb empfehlenswert. Hintergrundgeräusche sollten möglichst ausgeschaltet werden und in einer Gruppe immer nur einer sprechen. Eine Untersuchung beim Hals-, Nasen- und Ohrenarzt klärt im Zweifelsfall, ob ein Hörgerät zu einer Besserung führen kann. Bei Hörgeräten sind dann regelmäßig die Einstellung und die Batterien zu überprüfen. An Klingeln und Telefonen lassen sich zusätzliche Lichtsignale anbringen.

Sehstörungen Drei Viertel der über 80-Jährigen hat Sehstörungen, auch wenn keine Alzheimer-Krankheit vorliegt. Häufigste Ursachen ist, neben einer vorbestehenden und nicht mehr richtig durch eine Brille korrigierten Kurzsichtigkeit, die Altersweitsichtigkeit oder Presbyopie. Erkenntlich ist sie daran, dass das Sehen im Armlängenabstand und darüber hinaus schärfer, darunter aber undeutlicher wird, was sich als Erstes meist beim Lesen bemerkbar macht. Der graue Star oder Katarakt ist eine Trübung der Sehlinse im Auge und trägt typischerweise im höheren Lebensalter öfters ebenso zu Sehstörungen bei, wie Durchblutungsstörungen oder Komplikationen infolge anderer Krankheiten wie z. B. dem Diabetes mellitus (Zuckerkrankheit).

Fast alle Sehstörungen werden durch eine zu dunkle, ungenügende oder auch zu helle, blendende Beleuchtung verstärkt. Ein Mangel an Kontrasten wie z. B. helles Geschirr auf heller Tischdecke kann dann zu Unfällen führen und große Schwierigkeiten bereiten. Und auch eine verzögerte Dunkelanpassung bei Sonnenuntergang deutet auf Sehstörungen hin.

Brillen von Alzheimer-Kranken müssen regelmäßig geputzt und etwa alle zwei Jahre auf erforderliche Anpassungen hin überprüft werden. Sonstige sinnvolle Maßnahmen bestehen tagsüber in einer ausreichend hellen und blendfreien Beleuchtung mit über 500 Lux, nachts in der Verwendung einer Dämmerleuchte. In der Umgebung ist bei Tapeten, Vorhängen, Teppichen etc. auf ausreichende Kontraste zu achten.

Sexualität Die Sexualität stellt besonders für die Partner der Kranken häufig ein Problem dar. Die meisten Kranken haben nach wie vor ein sexuelles Verlangen, das manchmal sogar gesteigert ist. Für die gesunden Partner kann dies zunehmend zu einer Belastung werden, besonders dann, wenn die Beziehung schon vor Beginn der Krankheit nicht die beste war oder, wenn viele der früher besonders geschätzten Persönlichkeitsmerkmale verloren gegangen sind.

Bei vielen Paaren ist die Sexualität trotzdem noch verhältnismäßig lange einer derjenigen Bereiche, in dem sie ihre Zusammengehörigkeit körperlich und seelisch erleben. Bei Bedarf kann die Betonung vom eigentlichen Geschlechtsverkehr mehr auf Streicheln, Liebkosen oder auch Massagen verlagert werden.

In späteren Krankheitsphasen erkennen manche Kranke ihre Partner nicht mehr und fühlen sich gelegentlich schon durch deren Anwesenheit in ihrem Schlafzimmer belästigt oder bedroht. Dies kann zu Panikreaktionen (siehe S. 136) und nächtlichen Hilferufen führen oder auch einmal dazu, dass sich die pflegenden Partner erst dann ins Bett legen können, wenn die Kranken schon eingeschlafen sind.

Viele Partner schlafen schon allein deshalb irgendwann im Wohnzimmer oder – sofern machbar – in getrennten Schlafzimmern, damit sie selbst wenigstens am nächsten Tag halbwegs ausgeschlafen sind. Hören sie von sexuellen Andeutungen oder gar Angeboten der Kranken beispielsweise im Tagesheim, kann dies bei ihnen wiederum zu Schuldgefühlen – »Gebe ich meinem Partner nicht mehr, was er braucht?« – führen. Auch das umgekehrte Problem, dass sexuelle Bedürfnisse des pflegenden Partners weiterbestehen und unerfüllt bleiben, kommt vor.

Sicherheit Treppenstufen können durch rutschfeste Auflagen gesichert werden. Ausreichend hohe Gittertüren verringern das Risiko an Treppenabsätzen. Fenster in oberen Etagen sollten möglichst abschließbare Griffe haben. Harte oder spitze Kanten von Möbelstücken werden durch Polsterungen »entschärft«.

Singen ist eine Tätigkeit, die auch bei Alzheimer-Kranken alte Gedanken, Erinnerungen und Gefühle wachrufen kann. Viele Menschen werden z. B. durch klassische Weihnachtslieder wie »Stille Nacht, heilige Nacht« oder »Oh Tannebaum« automatisch in eine entsprechende Stimmung versetzt. Aber nicht nur der emotionale Aspekt ist beim Singen mit Alzheimer-Kranken wichtig, sondern durch die verbesserte Atmung beim Singen kann auch der Wachheitsgrad einiger Kranker erhöht werden.

Sinnesorgane Der Zugang zu Alzheimer-Kranken erfolgt, wie bei allen anderen Menschen auch, über ihre Sinnesorgane bzw. Sinne durch Riechen, Sehen, Hören, Schmecken und Fühlen. Über diese Antennen nehmen wir alle im Verlauf des Lebens unzählige Eindrücke wahr, lernen diese als angenehme oder unangenehme zu bewerten, speichern sie im Gehirn und rufen sie von dort bei Bedarf auch wieder ab. Oft wird der Abruf, also das Erinnern, über ähnliche Sinneseindrücke in Gang gesetzt, daneben auch über Gedanken.

Besonders wenn es im Verlauf zu einer Sprachstörung gekommen ist, gewinnen andere Sinnesqualitäten wie Fühlen, Riechen oder Schmecken noch mehr an Bedeutung. Oft werden in der Betreuung von Alzheimer-Kranken die Erinnerungen, die (normalerweise) über Worte wachgerufen werden können, überbewertet. Im Gegenzug vernachlässigt man dafür die Möglichkeiten, die in der Aktivierung von Erfahrungen über andere Sinneseindrücke bestehen, insbesondere die der Emotionen. So ist es erklärbar, dass eine Kranke, die schon seit Jahren ihren Namen und auch die ihrer Angehörigen nicht mehr kennt, beim Betrachten ihres Hochzeitsfotos sagt »Das bin ja ich!«.

Insgesamt hat es sich bewährt, möglichst alle Sinnesorgane der Kranken anzusprechen. Dazu gehört dann auch, das Nachlassen des Sehvermögens durch eine helle Beleuchtung, eine neue Brille bzw. große Muster und Signale auszugleichen. Das abnehmende Riechvermögen kann durch stärkere Duftstoffe in Form von Badezusatz, ein Parfum oder auch Gewürze beim Essen stimuliert werden. Auch vor einer Berührung der Kranken sollte man sich nicht scheuen!

Snoezelen Dieses Wort ist aus den beiden holländischen Wörtern »snuffelen« (= schnüffeln) und »doezelen« (= dösen) zusammengesetzt. Es bezeichnet im übertragenen Sinn Beruhigungs- und Entspannungstechniken in angenehmer Umgebung. Gerade der Alzheimer-Kranke wird durch eine Anregung von Grundwahrnehmungen wie Licht, Geräusche, Gefühle, Gerüche und Geschmack aktiviert.

Spazierengehen ist für viele ältere Menschen und nicht nur für Alzheimer-Kranke eine gleichermaßen gesunde wie abwechslungsreiche Beschäftigung. Oft wollen sie jedoch bei jedem Wetter an die frische Luft, auch wenn es regnet oder stürmt. Soweit möglich, sollte diesem Wunsch Rechnung getragen werden. Natürlich ist dann eine wetterfeste Kleidung einschließlich entsprechender Schuhe erforderlich.

Alzheimer-Kranke müssen allerdings zumindest in fortgeschrittenen Stadien begleitet werden. In manchen Gemeinden werden von Alzheimer-Gesellschaften oder Angehörigengruppen freiwillige Helfer als Spazierbegleiter angeworben und vermittelt. Während dies für Angehörige und Betreuer zeitweise Entlastung bedeutet, berichten viele Begleiter sogar, dass diese Tätigkeit für sie persönlich ein großer Gewinn ist, auch wenn die Erfahrungen dabei nicht immer die angenehmsten sind: So werden die Kranken manchmal auf der Straße oder auch in Gaststätten von Menschen nicht mehr beachtet oder sogar »geschnitten«, die früher mit ihnen gut befreundet waren.

Spiegel   Das Spiegelbild ist Teil der menschlichen Selbsterfahrung und wird üblicherweise mehrfach täglich überprüft und gegebenenfalls korrigiert. Es wird dabei in Einklang mit den eigenen Erwartungen »Wie sollte die Frisur sein?«, »Bin ich richtig rasiert bzw. geschminkt?« etc. gebracht. Alzheimer-Kranke verlieren mit ihrem Gedächtnis schließlich auch ihr Selbstbild und erkennen sich nicht mehr im Spiegel. Manchmal fällt ihnen schon noch eine gewisse Ähnlichkeit mit Gedächtnisresten auf und sie vermuten z. B. es handele sich um Geschwister oder andere Familienangehörige.

Es kommt sehr oft vor, dass Alzheimer-Kranke ihr eigenes Spiegelbild sehr lange anschauen und auch versuchen, mit ihm wie mit einem vermeintlich guten Bekannten, Familienangehörigen oder auch Fremden zu reden. Oft fällt ihnen auch auf, dass mit dem Menschen im Spiegel wohl etwas nicht in Ordnung ist, weil er z. B. so traurig schaut oder nicht spricht beziehungsweise auf Fragen antwortet. Es ist auch nicht ungewöhnlich, dass Kranke ihre Angehörigen auf diese »Spiegelmenschen« hinweisen und sie bitten, sich doch einmal um diese zu kümmern oder nach dem Rechten zu sehen.

Es nützt dann meist auch nichts, die Kranken auf diesen Fehler hinzuweisen oder zu versuchen, es ihnen zu erklären. Selbst wenn Angehörige sich mit den Kranken vor den Spiegel stellen und auf das eigene Spiegelbild und das des Kranken weisen, wird die Verkennung allenfalls für kurze Zeit eingestanden, um aber schon bald wieder von »diesem Menschen« zu sprechen. Manchmal ängstigen sich Alzheimer-Kranke, besonders in fortgeschrittenen Stadien, sogar vor ihrem eigenen Spiegelbild. Ein bewährter Trick liegt im Vorschlag, den Menschen im Spiegel anzulachen, dann lache dieser auch. Nur selten ist es erforderlich, Spiegel zu entfernen.

Teilweise bewähren sich Spiegel aber auch bei Alzheimer-Kranken noch als Mittel zur Verbesserung der Selbstkontrolle (wie angezogen, gekämmt etc.?). Wie so oft, gibt es also auch hier keine feste Regel und die Betreuer müssen bei jedem Kranken herausfinden, was für sie gut und schlecht ist.

Spiele   Karten- oder Brettspiel müssen ebenso wie andere Freizeitbeschäftigungen dem Schweregrad der Ausfälle bzw. dem Krankheitsverlauf angepasst werden. Bei dem Spiel »Scrabble« können zum Wörterlegen alle Buchstaben zur Verfügung gestellt und bei »Memory« kann mit

weniger und eventuell offen auf dem Tisch liegenden Bilderpaaren gespielt werden. Andere mögliche Spiele bestehen im Erkennen oder Ertas-
ten von Gegenständen wie z. B. eines Löffels, einer Zitrone oder verschiedener Geldstücke mit verbundenen Augen. Bei allen Spielen ist es schö-
ner, offensichtliche »Niederlagen« der Alzheimer-Kranken zu vermeiden.
Überhaupt sollte es nicht um Gewinnen oder Verlieren, sondern um
Aktivieren und gemeinsame Unterhaltung und Freude gehen.

»Starthilfe«   Besonders in frühen und mittleren Stadien der Alzheimer-
Krankheit kann man Schwierigkeiten der Betroffenen bei bestimmten
Handlungen dadurch ausgleichen, dass man ihnen eine kurze »Starthilfe«
gibt. Wenn Betroffene z. B. reglos vor ihrem Essen sitzen, muss ihnen nur
einmal die Hand mit dem Besteck zum Mund geführt werden, damit sie
anschließend problemlos alleine essen. Ähnliche Erfahrungen gibt es bei
der Körperpflege oder beim An- und Auskleiden.

Sterben   Todesursache von Alzheimer-Kranken sind meist andere
Krankheiten bzw. Komplikationen in Form von Lungen- oder Harnwegs-
entzündungen und nicht die Demenz selbst. Natürlich haben viele Alzheimer-Kranke gleichzeitig auch hohen Blutdruck oder andere Risikofak-
toren für Herz- und Kreislaufstörungen, weshalb es auch nicht ungewöhnlich ist, dass sie an einem Herzinfarkt, Schlaganfall, Krebserkran-
kungen oder – wie viele andere alte Menschen ohne eine Alzheimer-
Krankheit – an einer Lungenentzündung sterben.

Oft werden eine bestehende Alzheimer-Krankheit oder andere Demenzformen im Totenschein allerdings überhaupt nicht angegeben, sondern
es wird beispielsweise nur allgemein von »Herz-Kreislauf-Versagen« gesprochen. In den USA gilt die Alzheimer-Krankheit offiziell nach dem
Herzinfarkt, Krebs und Schlaganfall zumindest für ältere Menschen als
vierthäufigste Todesursache und es gibt keinen vernünftigen Grund anzunehmen, dass dies in Europa anders sein sollte.

Stofftiere   Manche Alzheimer-Kranke in weit fortgeschrittenen Stadien
finden wieder Gefallen an Stofftieren oder Puppen.

Stuhlgang   Probleme mit dem Stuhlgang können sowohl in Verstopfung (siehe auch dort) als auch im unkontrollierten Abgang und manchmal auch im Verschmieren von Stuhl bestehen. Allgemein ist eine bal-
lastreiche Ernährung wichtig. Manche Kranke reagieren günstig auf ein

heißes Getränk ungefähr eine viertel bis halbe Stunde vor einem Stuhlgang. Dabei sollten unbedingt die von den Betroffenen bevorzugten Zeitpunkte berücksichtigt werden. Bei einer üblicherweise morgens auftretenden Stuhlinkontinenz reicht es häufig, die Betroffenen nach dem Frühstück auf einen Toilettenstuhl zu setzen und ihnen ein heißes Getränk zu geben. Dann kann einfach abgewartet werden, bis sich der Darm entleert.

Tanzen oder sonstiges Bewegen zu einer Musik (siehe auch dort) gibt Betroffenen auch die Möglichkeit von Berührung, Körpergefühl und Nähe. Manche Alzheimer-Kranke fangen von alleine an zu tanzen, andere müssen dazu aufgefordert werden. Bei Betroffenen, denen Tanzen das ganze Leben lang keine Freude gemacht hat, wird sich das durch die Krankheit allerdings wohl kaum ändern. Manchmal ist besonders rhythmische Marsch- oder Tanzmusik günstig, um sogar in eine ganze Gruppe Betroffener Bewegung zu bringen. Selbst im Rollstuhl sitzende Kranke können dann Spaß daran finden, wenn sie in ihrem Gefährt zum Rhythmus der Musik bewegt werden.

Telefon Bei Alleinlebenden kann eines der ersten Krankheitszeichen darin bestehen, dass sie ihre Kinder oder Bekannte kaum mehr anrufen. Mit zunehmender Krankheitsdauer ist es sinnvoll, wichtige Telefonnummern besonders zu kennzeichnen und hervorzuheben. Hier können moderne Telefone mit Speichertasten für wichtige Nummern, so genannte Baby- oder Notfallrufe, sehr günstig sein. Es kann vorkommen, dass ein Kranker z. B. nach einem Telefonat mit seiner Tochter versucht, den Telefonhörer auseinander zu nehmen, weil er der festen Überzeugung ist, dass seine Tochter doch irgendwie darin sein muss.

Testament und Testierfähigkeit Als Testierfähigkeit wird die Rechtsgültigkeit eines hinterlassenen Testaments bezeichnet. Dieser Sachverhalt ist im Bürgerlichen Gesetzbuch geregelt, wo es heißt (§ 2229, Absatz 4 BGB): »Wer wegen krankhafter Störung der Geistestätigkeit, wegen Geistesschwäche oder wegen Bewusstseinsstörung nicht in der Lage ist, die Bedeutung einer von ihm abgegebenen Willenserklärung einzusehen und nach seiner Einsicht zu handeln, kann ein Testament nicht errichten«. Die Beachtung dieser gesetzlichen Bestimmungen ist erforderlich, um spätere unerfreuliche Auseinandersetzungen zu vermeiden.

Sofern möglich, sollte nicht der Zeitpunkt versäumt werden, zu dem die Kranken ihren eigenen Willen noch klar formulieren und in ihrem Testament festlegen können. Das heißt, sie müssen sowohl die Namen und verwandtschaftlichen Beziehungen der verschiedenen Familienmitglieder kennen, als auch das Ausmaß und die Tragweite einer Vererbung von Wertgegenständen richtig einschätzen.

In Zweifelsfällen können der behandelnde Arzt und ein Rechtsanwalt bzw. Notar um Rat gefragt werden.

In besonderen Fällen verhindert ein fachärztliches Gutachten einschließlich einer testpsychologischen Untersuchung spätere Auseinandersetzungen. Es kommt nämlich immer wieder vor, dass bei zerstrittenen Familien eine Seite die Alzheimer-Krankheit ausnutzt, um noch in den letzten Lebensjahren testamentarische Änderungen oder Regelungen zu ihren Gunsten herbeizuführen, die nach dem Tode der Kranken in aller Regel zu Recht angefochten werden.

Traurigkeit   Viele Alzheimer-Kranke sind zeitweise traurig, weinen und können sogar, besonders zu Beginn, schwere Depressionen bekommen (siehe S. 119). In einer solchen Verfassung sollte man sich zu ihnen setzen, sich Zeit für eine Zuwendung und Unterhaltung nehmen und ihnen versichern, dass man sich auch in Zukunft um sie kümmern werde. Oft hilft dabei auch ein Berühren und Streicheln.

Türöffner   Besonders bei (noch) allein lebenden Alzheimer-Kranken ist es wichtig, dass sie in der Lage sind, die Türklingel zuverlässig zu erkennen und den Türöffner zu bedienen. Im Zweifelsfall sollte man die entsprechenden Knöpfe deutlich markieren und sich immer wieder vor Ort vergewissern, dass es keine Probleme gibt.

Überforderung und Überlastung   Die Pflege und Betreuung von Alzheimer-Kranken führt sehr häufig, zumindest zeitweise, zu Überforderungen und Überlastungen. Zeitliche, gefühlsmäßige, familiäre, körperliche oder gesundheitliche Aspekte sowie das persönliche Verhältnis zum Kranken selbst können dabei im Vordergrund stehen. Viele Angehörige pflegen und betreuen die Kranken täglich mehrere Stunden, ein Drittel sogar über neun Stunden. Mehr als die Hälfte erbringt auch nachts Hilfeleistungen von bis zu drei Stunden Dauer. Neben dieser erheblichen zeitlichen Belastung, tragen die Unvorhersagbarkeit der Krankheit und ihre zunehmenden Auffälligkeiten zu dem Gefühl einer Überforderung der Betreuer bei.

Uhren sollten möglichst große Ziffern, keinen Sekunden- und einen gut vom Stundenzeiger zu unterscheidenden Minutenzeiger haben. Zunehmend ungünstig sind Uhren mit römischen Ziffern (von I bis XII). Manche Betroffene bevorzugen Digitaluhren, die Stunden und Minuten mit Zahlen anzeigen.

Umherlaufen Oft werden Alzheimer-Kranke in mittleren bis späten Stadien der Krankheit zunehmend unruhig und laufen im Zimmer, in der Wohnung oder im Haus umher, als ob sie dauernd etwas suchen. Oft sieht ein solches Umherlaufen scheinbar ziel- und zwecklos aus. Obwohl es nicht immer gelingt, die genauen Gründe dafür in Erfahrung zu bringen, spielen oft alte Gewohnheiten und Vorlieben eine Rolle.

So meinen die Kranken, sie müssten zur Arbeit gehen oder sich, wie früher üblich, um andere Dinge wie das Einkaufen kümmern. Es kann dann schon helfen, den Betroffenen zu versichern, dass am Arbeitsplatz alles in Ordnung ist oder sich noch genügend Vorräte in Küche und Keller befinden. Ein anderer häufiger Grund für Umherlaufen besteht in körperlichen Bedürfnissen wie dem Drang nach Bewegung, Harn- und Stuhldrang, Hunger oder Schmerz, die sprachlich nicht mehr geäußert werden können.

Unterzuckerung Auch wenn keine Zuckerkrankheit oder Altersdiabetes vorliegt, kommt es bei etwa jedem fünften über 80-Jährigen zu einer nächtlichen Unterzuckerung mit Abfall des Blutzuckers. Darauf zurückzuführende Störungen können unter anderem in einer Aggressivität oder Verwirrtheit bestehen. Als Gegenmaßnahme eignet sich ein Spätimbiss mit Kohlehydraten wie z. B. ein halber Apfel, der langsam aus dem Darm aufgenommen wird.

Validation ist eine Bezeichnung der amerikanischen Sozialarbeiterin Naomi Feil und bedeutet, alte verwirrte Menschen so zu akzeptieren wie sie sind und sich mit ihnen in ihre »orientierungslose« Welt zu begeben. Über Empathie (siehe S. 120) wird das Vertrauen der Betroffenen gewonnen. Das gegenseitige Vertrauen gibt den Kranken Sicherheit bzw. Stärke und stützt ihr Selbstwertgefühl.

Vergesslichkeit Bei den oft am Beginn der Krankheit stehenden Gedächtnisstörungen kann ein vermehrtes Aufschreiben und Verteilen von Zetteln, z. B. am Badezimmerspiegel »Waschen, Zähneputzen, Kämmen«, zur Erinnerung günstig sein. Dem gleichen Zweck dienen Terminkalender oder das Anfertigen von Listen mit den erforderlichen Einkäufen oder sonstigen Aktivitäten. Allerdings stiften eine Zettelflut oder übervolle Listen auch bei Gesunden eher Verwirrung. Es ist sinnvoll, gleichzeitig immer nur möglichst wenige Informationen zu vermitteln und Überholtes zu entfernen.

Der Kontakt der Betroffenen zur Umwelt sollte nicht zu früh abreißen. Dabei hilft z. B. das tägliche Erzählen und Besprechen von Nachrichten oder Neuigkeiten aus der Nachbarschaft, wobei es geschickt ist, mehrfach den Tag und die Namen der Beteiligten zu nennen. Durch rechtzeitige und wiederholte Hinweise prägen sich bevorstehende besondere Ereignisse wie Geburtstage oder Jubiläen vielleicht ein. Allerdings ist es auch in späteren Krankheitsstadien durchaus möglich, dass dies sofort wieder vergessen wird.

Verkennen von Personen   Besonders in fortgeschritteneren Stadien der Alzheimer-Krankheit kommt es sehr häufig vor, dass Personen einschließlich Angehörige nicht mehr erkannt bzw. verkannt oder für jemand anderes gehalten werden. Es ist hilfreich, dem Kranken immer wieder zu sagen, wer man ist, woher und warum man kommt. Dazu kann man auch seinen Namen auf einen Zettel schreiben oder sich eine »Eselsbrücke« zum besseren Behalten des Namens ausdenken. Oft hilft es auch, wenn man die Kranken an möglichst schon etwas weiter zurückliegende gemeinsame Erlebnisse erinnert.

Verlangsamung   Eine zunehmende Verlangsamung, nicht nur der gedanklichen sondern auch der körperlichen Abläufe, ist eine zentrales und weitgehend unabänderliches Merkmal der Alzheimer-Krankheit. Insofern bleibt nichts anderes übrig, als sich bei der Pflege und Betreuung darauf einzustellen.

Vermögen   Im Gegensatz zur früheren Entmündigung oder Gebrechlichkeitspflegschaft hat die Einrichtung einer Betreuung keine automatischen Auswirkungen auf die Geschäftsfähigkeit. Wenn ein Betreuter sich selbst oder sein Vermögen jedoch erheblich gefährdet, kann das Gericht einen Einwilligungsvorbehalt anordnen, wodurch der zu Betreuende z. B. bei größeren Entscheidungen oder Ausgaben – nicht aber bei geringfügigen Angelegenheiten des täglichen Lebens – die Einwilligung seines Betreuers benötigt.

Verstopfung   Eine gewisse Verstopfung liegt bei vielen älteren Menschen vor. Ein Stuhlgang alle zwei bis drei Tage ist durchaus ausreichend.

Verweigern der Medikamenteneinnahme   Wenn Alzheimer-Kranke gelegentlich einmal die Einnahme ihrer Medikamente verweigern, ist dies meist keine Katastrophe und kein Grund, ihnen diese zwangsweise zu verabreichen. Oft handelt es sich nur um ein kurzfristiges Aufbegehren, das bei einem erneuten Anbieten, ein bis zwei Stunden später, schon wieder vergessen ist.

Es hat sich bewährt, die Kranken soweit wie irgend möglich in die Behandlung einzubeziehen. Zumindest in früheren Stadien der Krankheit kann man ihnen die Wirkung der einzelnen Präparate verdeutlichen. Oft ist es auch günstig, die Betroffenen z. B. beim Füllen ihrer Medikamentenschieber oder Dosetten dadurch zu beteiligen, dass sie – unter der erforderlichen Kontrolle – die Tabletten aus den Blistern herausdrücken und/oder in die einzelnen Fächer legen.

Verweigern von Essen und Trinken   Ein einfacher Grund dafür, dass Alzheimer-Kranke einmal nicht essen oder trinken, ist, dass sie es schlicht vergessen. Wenn sich darüber hinaus Anhaltspunkte ergeben, dass die Betroffenen wirklich zu wenig essen oder trinken oder die Nahrungsaufnahme gar verweigern, sollte man sich in einem ersten Schritt Zeit nehmen, um bei den Mahlzeiten bei ihnen zu bleiben, bis sie aufgegessen haben. Auch ist es günstig, kleinere Zwischenmahlzeiten mit geöffneten Flaschen und mundgerechten Häppchen anzubieten und stets dafür zu sorgen, dass etwas zu essen und zu trinken griffbereit steht. Im Zweifelsfall muss man sich auch versichern, dass mit den Zähnen oder dem Gebiss alles in Ordnung ist.

Verwirrtheit   Zu den Merkmalen der Alzheimer-Krankheit gehört eine chronisch andauernde Verwirrtheit. Bei allen Verwirrtheitszuständen ist in erster Linie die Orientierung (siehe dort) gestört. Daneben bestehen typischerweise auch Störungen der Aufmerksamkeit, der Auffassungsgabe, des zusammenhängenden Denkens und des Gedächtnisses. Die Betroffenen selbst wirken rat- und hilflos oder auch unruhig und überempfindlich. Sie können sowohl völlig passiv als auch übermäßig aktiv sein und gelegentlich zu aggressiven Ausbrüchen neigen. Ein Delir (siehe S. 118) dauert nur Stunden bis Tage und es können Sinneseindrücke nicht mehr richtig zugeordnet werden. Nach Abklingen des Verwirrtheitszustands herrscht für diesen Zeitraum eine Erinnerungslücke.

Videokassetten mit alten Kino- und Fernsehfilmen, erst recht auch von Familienfeiern, sind oft ein ideales Mittel, um Alzheimer-Kranke zu unterhalten. Dabei ist es heute ohne allzu hohe Kosten möglich, alte Super-Acht-Filme auf ein Video zu überspielen.

Wahnvorstellungen äußern sich als starkes Misstrauen, Neigung zu Verdächtigungen der Umgebung und in Wahnideen, die sich häufig auch auf Personen beziehen. So können Kranke vermuten, sie würden bestohlen, ihre Angehörigen hintergingen sie oder sie sollten aus ihrer Wohnung vertrieben werden. Oft ist es sehr schwer, Wahnvorstellungen von Alzheimer-Kranken wirksam zu begegnen.

Wandern Regelmäßige, ruhige und sogar längere Wanderungen mit Betroffenen können sich als sehr günstig erweisen, nicht zuletzt auch wegen der damit verbundenen Ermüdung mit nachfolgend besserem Schlaf. Oft werden solche Vorschläge mit fadenscheinigen Ausreden wie »Meine Beine sind heute sehr schwach«, oder »Nicht heute schon wieder!« abgewehrt. Manchmal bricht der Widerstand, wenn man nur von einem kurzen Spaziergang redet, unterwegs dann geschickt ablenkt und schließlich doch eine längere Wanderung macht.

Wasserlassen Bei Blasenentleerungsstörungen ist ein regelmäßiger Gang zur Toilette alle zwei oder drei Stunden sinnvoll, auch wenn noch kein Harndrang besteht. Manchmal reagieren Betroffene auf dieses Blasentraining unruhig oder aggressiv, trotzdem ist eine langsame Gewöhnung daran mit viel Geduld und Verständnis wichtig. Abends sollte die Trinkmenge beschränkt und harntreibende Getränke wie Bier oder Kaffee vermieden werden. Auffällige Hinweise auf Toiletten, die in Heimen und bei schwer gestörten Betroffenen durchaus auch in gelben Schrittmarkierungen auf dem Boden bestehen können, erweisen sich im dringenden Fall als hilfreich.

Wertschätzung Auch Alzheimer-Kranke verdienen trotz all ihrer Ausfälle eine Wertschätzung. Sie merken noch lange Zeit, ob sie akzeptiert werden und ob man an ihnen und ihren Sorgen Anteil nimmt. Wertschätzung bedeutet auch immer eine gefühlsmäßige Zuwendung. Sie bezieht sich auf die Person des Kranken und nicht auf sein Verhalten, das durchaus sehr problematisch sein kann. Sie drückt sich dadurch aus, dass nicht dauernd kritisiert und zurechtgewiesen wird. Das können aber nur Menschen, die auch ihre eigenen Fehler akzeptieren. Wer sich selbst als wertlos und unzulänglich betrachtet, kann andere nicht wertschätzen.

Windeln   Bei häufiger Inkontinenz (siehe dort) kann das Tragen von Windeln erforderlich werden. Weil danach meist keine Rückkehr zu einer Pflege ohne Windeln mehr möglich ist, sollte dieser Schritt allerdings nicht zu früh erfolgen.

Wohngruppen   Manche Kliniken und Heime bieten für Alzheimer-Kranke und andere verwirrte oder psychisch Kranke Wohngruppen an, in denen sie in familienähnlichen kleinen Gruppen gepflegt und betreut werden. Im Vordergrund steht die Strukturierung des Tagesablaufes mit Beschäftigungsangeboten, die sich an der Lebensgeschichte und den Fähigkeiten der Betroffenen orientieren.

Zahnpflege   Auch die Zahnpflege ist ein gutes Beispiel für eine vermeintlich alltägliche Verrichtung, die aber bei genauerer Betrachtung doch viel Einzelwissen erfordert: »Wo ist das Bad?«, »Welches ist meine Zahnbürste?«, »Wie wird die Zahnpastatube geöffnet?«, »Wie wird die Paste aufgetragen?«, »Welcher Wasserhahn ist wie zu öffnen?« oder »Welche Bewegungen sind beim Zähneputzen erforderlich?«. Oft gelingt das Zähneputzen noch alleine, wenn nur die Zahnpasta aufgetragen wird. Bei Gebissträgern muss auf eine regelmäßige Reinigung der Prothesen geachtet werden.

Zeitliche Orientierungsstörung   Viele Alzheimer-Kranke haben schon bald Schwierigkeiten mit der Zeit. Oft fängt es mit dem genauen Datum an, später folgen einfachere Dinge wie Wochentage oder Uhrzeit. Es ist nicht erforderlich, die Patienten immer wieder mit ihren bestehenden Ausfällen zu konfrontieren und sie damit zu frustrieren. Sofern es die Kranken wissen wollen, ist ein beiläufiges Erwähnen des richtigen Datums und der Uhrzeit weniger peinlich. Man kann auch mit ihnen verabreden, dass man es ihnen z. B. kurz vor den Mahlzeiten sagt. Abreißkalender und Uhren können gemeinsam mit den Kranken auf den neuesten Stand gebracht werden. Bei Frage nach Datum oder Zeit ist ein gemeinsamer Blick auf Uhr oder Wandkalender wirkungsvoller. Letzterer sollte den aktuellen Tag mit einer auffällig farbigen Markierung deutlich hervorheben.

Zeitplan   Wenn Alzheimer-Kranke regelmäßig wiederkehrende Termine wahrzunehmen haben, kann man diese in einen großen Kalender oder Terminplaner eintragen und von Zeit zu Zeit daran erinnern. Eine kleine Erinnerung am aktuellen Tag ist morgens sicher angebracht. Erledigte Termine könne die Kranken dann selbst im Terminplaner durchstreichen.

Anhang

Adressen

Die verschiedenen nationalen und regionalen Alzheimer-Gesellschaften und -Vereinigungen bieten für Angehörige und andere Interessenten ein dichtes Netz weiterer Informationen an, die über diejenigen in einem solchen kurzgefassten Buch hinausgehen. Anlaufpunkt bietet fast jede Stadt mit Regierungsbezirk sowie alle größeren Städte. Dort erfährt man den vom Wohnort nächst liegenden Sitz einer Alzheimer-Gesellschaft und kann sich direkt dorthin wenden. Sie geben auch Mitgliederzeitungen heraus, in denen Erfahrungen ausgetauscht werden und über neue Forschungsergebnisse berichtet wird:

Deutschland

überregional

Deutsche Alzheimer Gesellschaft e.V.
Herr Hans-Jürgen Freter (Geschäftsführer)
Friedrichstraße 236
10696 **Berlin**
☎ (0 30) 31 50 57 33
Fax: (0 30) 31 50 57 35
E-mail:
deutsche.alzheimer.ges.@t-online.de
Internet:
http://www.deutsche-alzheimer.ges.de

Alzheimer Forschung Initiative e.V.
Heinrich-Heine-Allee 53
40213 **Düsseldorf**
☎ (01 30) 11 43 69
Internet:
http://www.alzheimer-forschung.de

regional

Alzheimer Gesellschaft Dresden e.V.
Bürgerwiese 6 (Sozialstation)
01109 **Dresden**
☎ (03 51) 496 21 78

Alzheimer Gesellschaft Leipzig e.V.
Emilienstraße 14
04103 **Leipzig**
☎ (03 41) 972 43 04

Alzheimer-Angehörigen-Initiative e.V.
Brunnenstraße 5
10119 **Berlin**
☎ (0 30) 44 33 87 41

Alzheimer Gesellschaft Berlin e.V.
c/o Selbsthilfe-, Kontakt- und Informationsstelle (SEKIS)
Albrecht-Achilles-Straße 65
10709 **Berlin**
☎ (0 30) 89 09 43 57

Alzheimer Gesellschaft Brandenburg e.V.
Tornowstraße 48
14473 **Potsdam**
☎ (03 31) 284 97 24

Alzheimer Gesellschaft Hamburg e.V.
Martınstraße 29
20251 **Hamburg**
☎ (0 40) 47 25 38

Alzheimer Gesellschaft Lüneburg e.V.
c/o Niedersächsiches Landeskrankenhaus
Am Wienebüttelerweg 1
21339 **Lüneburg**
☎ (0 41 31) 60 14 16

Alzheimer Gesellschaft Kreis Pinneberg e.V.
Rudolf-Breitscheid-Straße 40b
22880 Wedel
☎ (0 41 03) 153 55

Alzheimer Gesellschaft Stormarn e.V.
c/o Peter-Rantzau-Haus
Woldenhorn 3
22926 Ahrensburg
☎ (0 41 02) 21 15 15

Alzheimer Gesellschaft Lübeck e.V.
Altenfeld 16
23560 Lübeck
☎ (0 45 08) 791 76

Alzheimer Gesellschaft Schleswig Hol-stein e.V.
Starnbergerstraße 67
24146 Kiel
☎ (04 31) 78 93 67

Alzheimer Gesellschaft Oldenburg-Ammerland e.V.
Postfach 1425
26644 Westerstede
☎ (0 44 88) 42 40

Alzheimer Gesellschaft Hannover e.V.
Försterstieg 1A
30916 Isernhagen
☎ (05 11) 726 15 05

Alzheimer-Angehörigen-Selbsthilfe-gruppe e.V.
Feldstraße 69
32120 Hiddenhausen
☎ (0 52 21) 667 79

Alzheimer Gesellschaft Bielefeld e.V.
Rappoldstraße 24
33611 Bielefeld
☎ (05 21) 843 47

Alzheimer Gesellschaft Mittelhessen e.V.
Geiersberg 15
35578 Wetzlar
☎ (0 64 41) 437 42

Alzheimer Gesellschaft Braunschweig
Triftweg 73
38118 Braunschweig
☎ (05 31) 256 57 40

Alzheimer Gesellschaft Sachsen-Anhalt e.V.
Suldenburger Wuhne 4
39112 Magdeburg
☎ (03 91) 609 75 97

Alzheimer Gesellschaft Düsseldorf-Mett-mann e.V.
c/o Psychiatrische Klinik
Bergische Landstraße 2
40629 Düsseldorf
☎ (02 11) 922 42 01

Alzheimer Gesellschaft Kreis Neuss e.V.
Einsteinstraße 108
41464 Neuss
☎ (0 21 31) 845 41
Fax: (0 21 31) 822 56

Alzheimer Gesellschaft Dortmund e.V.
Kattenkuhle 49
44269 Dortmund
☎ (02 31) 724 66 11

Alzheimer Gesellschaft Bochum e.V.
Universitätsstraße 77
44789 Bochum
☎ (02 34) 33 77 72

Alzheimer Selbshilfegruppe Essen e.V.
Pferdemarkt 5
45127 Essen
☎ (02 01) 20 76 76

Alzheimer Gesellschaft Münster e.V.
c/o Institut für Pathologie am
Clemenshospital
Postfach 400808
48022 Münster
☎ (02 51) 78 03 97

Alzheimer Gesellschaft Köln e.V.
c/o Caritasverband Köln
Bartholomäus-Schink-Straße 6
50825 Köln
☎ (02 21) 95 57 02 74

Alzheimer Gesellschaft Region Trier e.V.
Konstantinstraße 54
54329 Konz
☎ (0 65 01) 54 76

Alzheimer Gesellschaft Siegen e.V.
Birkenweg 18
57234 **Wilnsdorf**
☎ (02 71) 39 05 21

Alzheimer Gesellschaft Frankfurt/Main e.V.
c/o Klinik für Psychiatrie und Psychotherapie 1
Heinrich-Hoffmann-Straße 10
60528 **Frankfurt**
☎ (0 69) 63 01 71 80

Alzheimer Gesellschaft Offenbach e.V.
c/o Tagespflegeheim
Goerdeler Straße 5
63071 **Offenbach**
☎ (0 69) 87 87 65 06

Alzheimer Gesellschaft Wiesbaden e.V.
Am Alten Weinberg 32
65207 **Wiesbaden**
☎ (0 61 22) 760 16

Alzheimer Gesellschaft Pfalz e.V.
Mundenheimer Straße 239
67061 **Ludwigshafen**
☎ (06 21) 56 98 60

Alzheimer Gesellschaft Baden-Württemberg e.V.
Büchsenstraße 34–36
70174 **Stuttgart**
☎ (07 11) 226 49 20

Alzheimer-Initiative Baden-Baden/Rastatt
c/o DRK-Kreisverband
Schweigenrother Straße 8
76532 **Baden Baden**
☎ (0 72 21) 918 91

Alzheimer Gesellschaft Freiburg e.V.
Scheffelstraße 7
79102 **Freiburg**
☎ (07 61) 70 00 61

Alzheimer Gesellschaft München e.V.
Richard-Strauss-Straße 34
81677 **München**
☎ (0 89) 47 51 85

Alzheimer Gesellschaft Mittelfranken e.V.
c/o Angehörigenberatung e.V.
Adam-Klein-Straße 6
90429 **Nürnberg**
☎ (09 11) 26 61 26

Alzheimer Gesellschaft Landesverband Bayern e.V.
Pillenreutherstraße 41
90459 **Nürnberg**
☎ (09 11) 43 69 49

Alzheimer Gesellschaft Oberpfalz e.V.
Ziegetsdorfer Straße 36
93015 **Regensburg**
☎ (09 41) 945 59 37

Alzheimer Gesellschaft Würzburg Unterfranken e.V.
c/o Psychiatrische Universitätsklinik
Füchsleinstraße 15
97080 **Würzburg**
☎ (09 31) 20 31

Österreich

Österreichische Alzheimer Gesellschaft Vereinigung zur Erforschung der Alzheimer-Krankheit und verwandter Demenzformen
Neurologisches Krankenhaus Rosenhügel
Riedelgasse 5
1130 **Wien**
☎ (02 22) 880 00–2 70
Fax: (02 22) 889 25 81

Alzheimer Angehörige Austria
Medizinisches Selbsthilfezentrum
Obere Augartenstraße 26–28
1020 **Wien**
☎ (02 22) 332 51 66
Fax: (02 22) 334 21 41

Spezialambulanz für Alters- und Systemerkrankungen des Gehirns
Doz. Dr. Peter Dal Bianco
c/o Neurologische Universitätsklinik
Währingergürtel 18–20
1090 **Wien**
☎ (02 22) 404 00–31 24

Betreuergruppe für Angehörige
von Alzheimerpatienten
c/o Landesnervenklinik
OA Dr.G.Luthringshausen
Ignaz-Harrer-Straße 79
5020 Salzburg
☎ (06 62) 44 83 30 01

Schweiz

überregional

Schweizerische Alzheimervereinigung
Generalsekretariat
Herr Oskar Diener
8, rue des Pêcheurs
1400 Yverdon-les-Bains
☎ (0 24) 426 20 00
Fax (024) 426 21 67
E-mail: alz@bluewin.ch
Internet: http://www.alz.ch

regional

Association Alzheimer Suisse
Section vaudoise
Case postale 152
1000 Lausanne 17
☎ (0 21) 323 45 81

Association Alzheimer Suisse
Section genevoise
27, chemin des Fins
1218 Grand-Saconneux
☎ (0 22) 788 27 08

Association Alzheimer Suisse
Section Fribourg
3, Route d'Avry
1753 Matran
☎ (0 26) 402 42 42

Association Alzheimer Suisse
Section valaisanne
Case postale 2206
1950 Sion 2 Nord
☎ (0 27) 322 07 41

Association Alzheimer Suisse
Section neuchâteloise
Case postale 24
2301 La Chaux-de-Fonds
☎ (0 32) 725 24 89

Association Alzheimer Suisse
Section jurassienne
Case postale 229
2900 Porrentruy
☎ (0 32) 465 65 08

Schweizerische Alzheimervereinigung
Sektion Bern
Mädergutstrasse 73/Postfach
3018 Bern
☎ (0 31) 981 38 22

Schweizerische Alzheimervereinigung
Sektion beider Basel
c/o Memory Clinic, Kantonsspital
Hebelstrasse 10
4031 Basel
☎ (0 61) 265 38 88

Schweizerische Alzheimervereinigung
Sektion Solothurn
c/o Pro Senectute
Martin-Distelstrasse 2
4600 Olten
☎ (0 62) 296 64 44

Schweizerische Alzheimervereinigung
Sektion Aargau
c/o Pro Senectute
Bachstrasse 111/Postfach
5001 Aarau
☎ (0 62) 824 08 62

Schweizerische Alzheimervereinigung
Sektion Luzern
c/o Betagtenzentrum Rosenberg
Rosenbergstrasse 2–4
6003 Luzern
☎ (0 41) 429 40 40

Schweizerische Alzheimervereinigung
Sektion Zug
c/o Dora Odermatt
Grabenackerstr. 48
6312 Steinhausen

Associazone Alzheimer Svizzeria
Sezione Ticino
Viale dei Faggi 8
6900 Lugano-Cassarate
☎ (0 91) 971 26 62

Schweizerische Alzheimervereinigung
Sektion Graubünden
c/o Pro Senectute
Alexanderstrasse 2
7000 **Chur**
☎ (0 81) 252 44 24

Schweizerische Alzheimervereinigung
Sektion Schaffhuasen
c/o Kantonales Pflegezentrum Schaffhausen
J. Wepferstrasse 12
8200 **Schaffhausen**
☎ (0 52) 644 93 80

Schweizerische Alzheimervereinigung
Sektion Thurgau
Sternwarte 12
8500 **Frauenfeld**
☎ (0 52) 721 38 60

Schweizerische Alzheimervereinigung
Sektion Zürich
Rislingstrasse 5/Postfach
8044 **Zürich**
☎ (01) 252 90 84

Schweizerische Alzheimervereinigung
Sektion St. Gallen/Appenzell
c/o Pro Senectute
Davidstrasse 16
9001 **St. Gallen**
☎ (0 71) 227 60 04 (MO-FR, 14–17 Uhr)

Memory-Kliniken oder Gedächtnissprechstunden

(nach PLZ geordnet):

Deutschland

Gedächtnissprechstunde
Psychiatrische Klinik und Poliklinik der
Universität
Emilienstraße 14
04107 **Leipzig**
☎ (03 41) 97 24–500

Gedächtnisambulanz
Klinik und Poliklinik für Psychiatrie
und Psychotherapie der Universität
Julius-Kühn-Straße 7
06097 **Halle**
☎ (03 45) 557–36 40

Gedächtnissprechstunde
Neurologische Poliklinik Charité
Luisenstraße 11–13
10115 **Berlin**
☎ (0 30) 28 02–32 80

Gedächtnissprechstunde
Abteilung für Gerontopsychiatrie
Psychiatrische Klinik und Poliklinik der
Freien Universität
Eschenallee 3
14050 **Berlin**
☎ (0 30) 844 58–302/310

Gedächtnissprechstunde
Psychiatrische Klinik und Poliklinik der
Universität
Martinistraße 52
20246 **Hamburg**
☎ (0 40) 47 17–32 07

Gedächtnissprechstunde
Klinikum Nord-Ochsenzoll
Longenhorner Chaussee 560
22419 **Hamburg**
☎ (0 40) 52 71–24 45

Memory Clinic der Medizinisch Geriatri-
schen Klinik Albertinenhaus
Sellhopsweg 18–22
22459 **Hamburg**
☎ (0 40) 55 81–18 50/18 52

Memory-Sprechstunde
H.-G.-Creutzfeldt Institut
Waitzstraße 6
24105 **Kiel**
☎ (04 31) 567–35 10

Gedächtnissprechstunde
Klinik für Psychiatrie und Psychotherapie
der Universität
Niemannsweg 147
24105 **Kiel**
☎ (04 31) 597–25 87/26 81

Gedächtnissprechstunde
Psychiatrische Klinik
Georg-August-Universität
Robert-Koch-Straße 40
37975 **Göttingen**
☎ (05 51) 398–484/485

Spezialsprechstunde für
psychiatrische Störungen im Alter
Psychiatrische Klinik und Poliklinik
Heinrich-Heine-Universität
Bergische Landstraße 2
40629 **Düsseldorf**
☎ (02 11) 922–42 01/34 90

Memory Clinic
Germaniastraße 3
45357 **Essen**
☎ (02 01) 63 11–133

Gedächtnissprechstunde
Max-Planck-Institut für Neurologische
Forschung
Gleulerstraße 50
50931 **Köln**
☎ (02 21) 472–63 13

Memory Clinic
Abteilung für Gerontopsychiatrie
Rheinische Landesklinik
Kaiser-Karl-Ring 20
53111 **Bonn**
☎ (02 28) 551–25 67

Gedächtnissprechstunde
Psychiatrische Universitätsklinik
Heinrich-Hoffmann-Straße 10
60528 **Frankfurt am Main**
☎ (0 69) 63 01–59 96

Gedächtnissprechstunde
Zentralinstitut für Seelische Gesundheit
J 5
68159 **Mannheim**
☎ (06 21) 17 03–127

Gedächtnisambulanz
Psychiatrische Universitätsklinik
Sektion für Gerontopsychiatrie
Voßstraße 2
69115 **Heidelberg**
☎ (0 62 21) 564–431/471

Gedächtnissprechstunde
Klinik für Psychiatrie und Psychotherapie
der Universität
Hauptstraße 5
79104 **Freiburg**
☎ (07 51) 27 06–550

Gedächtnissprechstunde
Psychiatrische Klinik der
Ludwig-Maximilians-Universität
Nussbaumstraße 7
80336 **München**
☎ (0 89) 306 22–379

Gedächtnissprechstunde
Max-Planck-Institut für Psychiatrie
Kraepelinstraße 10
80804 **München**
☎ (0 89) 306 22–379

Alzheimer Zentrum
Psychiatrische Klinik der Technischen
Universität
Möhlstraße 26
81675 **München**
☎ (0 89) 41 40–42 62/42 75/42 79

Gedächtnissprechstunde
Psychiatrische Universitätsklinik
Füchsleinstraße 15
97080 **Würzburg**
☎ (09 31) 203–290

Österreich

Gedächtnissprechstunde
Geriatriezentrum am Wienerwald
Jagdschlossgasse 59
1130 **Wien**
☎ (01) 801 10 35 71

Gedächtnissprechstunde
Donauspital SMZ Ost
Langobardenstraße 122
1220 **Wien**
☎ (01) 288 02 30 38

Gedächtnissprechstunde
Geriatrie Salzburg
Ignaz-Harrer-Straße 79
5020 **Salzburg**
☎ (06 62) 44 83 41 00

Gedächtnissprechstunde
Neurologische Universitätsklinik
Anichstraße 15
6020 **Innsbruck**
☎ (05 12) 504 38 50

Schweiz

Consultation de la mémoire
PUP
Avenue de Morges 10
1004 **Lausanne**
☎ (0 21) 625 04 91

Consultation de la mémoire
Hopital universitaire Genève (HUG)
69, rue des Valloandes
1207 **Genève**
☎ (0 22) 718 45 90

Memory Clinic
Inselspital
3010 **Bern**
☎ (0 31) 632 88 11

Gedächtnissprechstunde
Psychiatrische Universitätsklinik
Wilhelm-Klein-Strasse 27
4025 **Basel**
☎ (0 61) 325 51 11/53 51

Memory Clinic
Geriatrische Universitätsklinik
Kantonsspital
Hebelstrasse 10
4031 **Basel**
☎ (0 61) 265 38 81

Memory-Clinic
Bürgerspital
Schöngrünstrasse 42
4500 **Solothurn**
☎ (0 32) 627 44 01

Demenz-Hotline
Morgartenstrasse 7
6003 **Luzern**
☎ (0 41) 210 82 82

Gedächtnissprechstunde der Psychiatri-
schen Universitätsklinik (PUK)
Gerontopsychiatrisches Zentrum
Hegibach
Minervastrasse 145
8032 **Zürich**
☎ (01) 389 14 11

Memory-Clinic
Krankenheim Entlisberg
Paradiesstrasse 45
8038 **Zürich**
☎ (01) 487 35 00

Memory-Klinik
Klinik für Geriatrie
Stadtspital Waid
Tièchestrasse 99
8037 **Zürich**
☎ (01) 366 22 11

Gedächtnissprechstunde
Psychiatrische Klinik Rheinau
Postfach
8462 **Rheinau**
☎ (0 52) 304 91 11

Memory-Klinik
Psychiatrische Klinik Münsterlingen
Postfach 154
8596 **Münsterlingen**
☎ (0 71) 686 42 80/43 77

Memory-Klinik der Geriatrischen Tages-
klinik
Bürgerspital St. Gallen
Rorschacherstrasse 94
9000 **St. Gallen**
☎ (0 71) 243 84 12

Bücher zum Weiterlesen

Übersichten zur Alzheimer-Krankheit und anderen Demenzen

Für Angehörige und Laien

Andres, Gudrun, Heinz Bille, Friedrich Straub: Alzheimer-Krankheit. Eine Krankheit verstehen und annehmen.
Urban & Fischer Verlag, München 2000.
ISBN 3–437–47040-X.
Kurzgefasstes Buch mit den wichtigsten Informationen zur Krankheit und ihrer Bewältigung.

Fuhrmann, Ingrid, Eva-Maria Neumann, Hans Gutzmann (Alzheimer-Gesellschaft Berlin): Abschied vom Ich – Stationen der Alzheimer-Krankheit. Orientierungshilfen.
Herder Verlag, Freiburg – Basel – Wien 2000.
ISBN 3–451–048665–5.
Umfassendes Buch mit Darstellung sowohl der medizinischen und psychologischen Grundlagen als auch Erfahrungsberichten von Angehörigen.

Furtmayr-Schuh, Annelies: Die Alzheimer-Krankheit. Das große Vergessen. Wissen, vorbeugen, behandeln, mit der Krankheit leben.
Kreuz Verlag, Zürich 2000.
ISBN 3–268–00263–0.
Neuauflage einer von einer Wissenschaftsjournalistin verfassten, erstmals 1990 erschienenen gut verständlichen Darstellung.

Heinitz, Matthias: Schicksal Alzheimer. Ursachen – Symptome – Behandlungsmöglichkeiten.
Karl F. Haug Verlag, Heidelberg 1997.
ISBN 3–7760–1659–0.
Kurzgefasstes Buch eines Arztes für Innere Medizin und ehemaligen Direktors eines Landeskrankenhauses für Gerontopsychiatrie.

Heston, Leonard L., June A. White: Alzheimer-Krankheit. Krankheitsbild – Ursache – Behandlung.
Spektrum Akademischer Verlag, Heidelberg – Berlin – Oxford 1993.
ISBN 3–86025–197-X.
Aus dem Amerikanischen übersetztes, gut verständliches Buch von einem Psychiater und einer Psychiaterin.

Jürgs, Michael: Alzheimer. Spurensuche im Niemandsland.
Ullstein Taschenbuch-Verlag, Berlin 2000.
ISBN 3–548–60019–0.
Unterhaltsam und spannend geschriebenes Buch eines früheren Stern-Chefredakteurs sowohl zur Biographie von Alzheimer als auch zur Geschichte der Alzheimer-Krankheit und den aktuellen Forschungsansätzen.

Klessmann, Edda: Wenn Eltern Kinder werden … Die Doppelbotschaft der Altersdemenz. 4. Auflage.
Verlag Hans Huber, Bern – Stuttgart – Toronto – Seattle 1996 (Nachdruck 1999).
ISBN 3–456–83190–0.
An den verschiedenen Krankheitsstadien orientierte Darstellung der Alzheimer-Krankheit der Mutter einer Ärztin und Psychotherapeutin. Ein Anhang widmet sich den Besonderheiten der stationären Betreuung von altersdementen Patienten.

Krämer, Günter: Alzheimer von A–Z. Medizinische Fachwörter verstehen.
Trias/Thieme Verlag, Stuttgart 1996.
ISBN 3–89373–352–3.
Erklärung der medizinischen Fach- und Fremdwörter im Zusammenhang mit der Alzheimer-Krankheit.

Leibold, Gerhard: Diagnose: Alzheimer. Ein Ratgeber für Patienten und Angehörige.
Humboldt Taschenbuch Verlag Jacobi, München 1994.
ISBN 3–581–66739–8.
Von einem Heilpraktiker geschriebenes, relativ ausgewogenes und informatives Buch.

Maurer, Konrad, Ulrike Maurer: Alzheimer. Das Leben eines Arztes und die Karriere einer Krankheit.
Piper Verlag, München – Zürich 2000.
ISBN 3–492–23220–5.
Von einem Psychiater und seiner Ehefrau verfasstes Buch über den Entdecker der Alzheimer-Krankheit und deren Geschichte einschließlich einer ausführlichen Beschreibung der ersten Patientin (Auguste Deter).

Micas, Michèle: Wenn ein naher Mensch Alzheimer hat. Praktischer Rat und Hilfen.
Herder Verlag, Freiburg – Basel – Wien 1999.
ISBN 3–451–04714–4.
Informatives, aus dem Französischen übersetztes Taschenbuch einer Psychiaterin und Gerontologin sowie Mitbegründerin der französischen Alzheimer Gesellschaft.

Niemann-Mirmehdi, Mechthild, Anette Richert, Eva-Maria Neumann: Leben mit Alzheimer.
Falken Verlag, Niedernhausen 1998.
ISBN 3–8068–1775–8.
Von einem erfahrenen Team geschriebenes Buch für Betroffene und Angehörige, u.a. mit Informationen zur Behandlung und Pflege in jeder Phase.

Reisberg, Berry: Hirnleistungsstörungen: Alzheimersche Krankheit und Demenz. 2., korrigierte Auflage.
Psychologie Verlags-Union/Beltz, Weinheim – Basel 1987.
ISBN 3–621–86106–8.

Aus dem Amerikanischen übersetzter, inzwischen nicht mehr ganz aktueller Ratgeber für Kranke mit einer Demenz beziehungsweise deren Angehörige. Es wird hauptsächlich auf die Alzheimer-Krankheit eingegangen, daneben auch auf andere Krankheiten, die zu Hirnleistungsstörungen führen können.

Schwarz, Gaby: Hilfe für Alzheimer-Patienten. Ein Ratgeber für Kranke und deren Angehörige.
Seehamer Verlag, Weyarn 2000.
ISBN 3–434058–38–8.
Von einer Wissenschaftsredakteurin verfasstes Buch mit einer übersichtlichen Zusammenfassung der wichtigsten Informationen.

Für Kinder

Alzheimer Europe (Herausgeber): Liebe Oma.
Alzheimer Europe, Luxemburg 1999.
Keine ISBN-Nr.
Nicht im Buchhandel, sondern bei den jeweiligen Alzheimer Gesellschaften in Deutschland, Österreich und der Schweiz erhältliches Buch für jüngere Schulkinder.

Baumann, Kathy, Erin Connors: Meine Oma Gisela. Ein Kinderbuch über den Umgang mit Alzheimer-Kranken.
Alzheimer Forschung Initiative e.V., Düsseldorf 1998.
Keine ISBN-Nr.
Nicht im Buchhandel, sondern bei der Alzheimer Forschung Initiative e.V. (Heinrich-Heine-Allee 53, 40213 Düsseldorf) kostenlos erhältliche Broschüre für Kinder im Alter von 5–9 Jahren.

de Doncker, W.: Was ist bloss mit Opa los?
Rex Verlag, Luzern – Stuttgart 1997.
ISBN 3–7252–0661–9.

Aus dem Holländischen übersetztes Buch über einen Opa mit der Alzheimer-Krankheit aus Sicht eines Enkelkindes.

Mogensen, Inga Friis: Warum antwortest Du nicht, Opa?
Selbstverlag, Arsler 1995.
Keine ISBN (nicht im Buchhandel).
Direkt bei der Autorin (Kirkesoerej 3, DK-5792 Arsler, Dänemark) zum Preis von DM 34,- erhältliche Broschüre mit Informationen für Kinder etwa ab dem Schulalter.

Schmidt, Almut Tina: Meinen Namen weiß Oma schon lange nicht mehr.
Elefanten Press Verlag, Berlin 1999.
ISBN 3–88520–727–3.
Buch aus der Sicht der Enkelin über eine Alzheimer-kranke Oma, die nach dem Tod des Opas zunächst alleine, dann in der Familie der Eltern und schließlich im Heim lebt.

van Emmerick, Yvonne: Erdnüsse im Kaffeefilter.
Anrich Verlag, Weinheim 1997.
ISBN 3–89106–305–9.
Aus dem Holländischen übersetztes Buch über eine Oma mit der Alzheimer-Krankheit aus Sicht eines Enkelkindes.

Für Ärzte, Pflegepersonal und andere Fachleute

Bauer, Joachim: Die Alzheimer-Krankheit. Neurobiologie, Psychosomatik, Diagnostik und Therapie.
Schattauer Verlag, Stuttgart – New York 1994.
ISBN 3–7945–1634–6.
Von einem Psychiater verfasste Übersicht, die sich in erster Linie an Ärzte richtet.

Ehrhardt, Thorsten, Anita Plattner: Verhaltenstherapie bei Morbus Alzheimer.
Hogrefe-Verlag, Göttingen – Bern – Toronto – Seattle 1998.
ISBN 3–8017–1207–9.
Orientierung über die Möglichkeiten der Verhaltenstherapie bei der Alzheimer-Krankheit.

Förstl, Hans (Herausgeber): Demenzen in Theorie und Praxis
Springer-Verlag, Berlin-Heidelberg-New York 2000.
ISBN 3–540–67250–8.
Gute Übersicht der aus ärztlicher Sicht wichtigen Aspekte in der Betreuung von Alzheimer- und anderen Demenz-Kranken.

Füsgen, Ingo: Demenz. Praktischer Umgang mit der Hirnleistungsstörung. 3., neu bearbeitete Auflage (Schriftenreihe Geriatrie Praxis).
MMV Medizin Verlag, München 1995.
ISBN 3–8208–1251–2.
Für Hausärzte gedachte praxisnahe Darstellung der Probleme bei der Versorgung Dementer.

Gutzmann, Hans (Herausgeber): Der dementielle Patient. Das Alzheimer-Problem. Diagnostik, Ursachenforschung, Therapie, Betreuung (Angewandte Alterskunde, Band 3).
Verlag Hans Huber, Bern – Göttingen – Toronto 1992.
ISBN 3–456–82150–6.
Eher für Hausärzte gedachte, praxisorientierte Darstellung zu allen wichtigen Demenz-Problemen einschließlich nicht-medikamentöser Behandlungsansätze und Erfahrungen aus einer Gedächtnissprechstunde sowie der Angehörigenarbeit.

Hock, Christian, Michael Hüll, Michael Schecker (Herausgeber): Die Alzheimer-Krankheit. Kognitions- und neurowissenschaftliche Beiträge zur natürlichen Sprachverarbeitung (cognitio 9).
Gunter Narr Verlag, Tübingen 2000.
ISBN 3–8233–5736–0.

Relativ spezielles Buch mit einem Schwerpunkt auf den Sprachstörungen bei der Alzheimer-Krankheit, daneben auch allgemeine Übersichten z.B. zu Neurobiologie, Klinik, Psychotherapie und Verlauf.

Lang, Christoph: Demenzen: Diagnose und Differentialdiagnose.
Chapman & Hall, Weinheim 1994.
ISBN 3–8261–0061–6.
Umfassende Darstellung aus neurologischer, psychiatrischer und psychologischer Sicht mit einem Literaturverzeichnis von über 1500 Arbeiten.

Maurer, Konrad, Ralf Ihl, Lutz Frölich: Alzheimer. Grundlagen – Diagnostik – Therapie.
Springer Verlag, Berlin – Heidelberg – New York u.a. 1993.
ISBN 3–540–56932–4.
Gut aufgemachte Darstellung der Grundlagen der Alzheimer-Krankheit aus psychiatrischer Sicht; in erster Linie für Hausärzte gedacht.

Mielke, Rüdiger, Josef Kessler: Alzheimersche Erkrankung und andere Demenzen.
Hogrefe-Verlag, Göttingen – Bern – Toronto – Seattle 1994.
ISBN 3–8017–0680-X.
Von zwei Neurologen geschriebener Überblick zur Demenzforschung.

Rösler, Michael, Wolfgang Retz, Johannes Thome (Herausgeber): Alzheimer-Krankheit. Abgrenzung normalen Alterns – Epidemiologie –

Ätiologie – Pathogenese – Klinik – Behandlung – Ethik.
Deutscher Studien Verlag, Weinheim 1997.
Von drei Psychiatern herausgegebener Sammelband.

Wächtler, Claus (Herausgeber): Demenzen. Frühzeitig erkennen, aktiv behandeln, Betroffene und Angehörige effektiv unterstützen.
Georg Thieme Verlag, Stuttgart – New York 1997.
ISBN 3–13–107631–3.
Sammelband mit Überblick zu den wichtigsten Aspekten der Alzheimer-Krankheit.

Weis, Serge, Germain Weber (Herausgeber): Handbuch Morbus Alzheimer. Neurobiologie, Diagnose, Therapie.
Psychologie Verlags Union, Weinheim 1997.
ISBN 3–621–27373–5.
Von einem Neuropathologen und einer Psychologin herausgegebenes, umfassendes Fachbuch zur Alzheimer-Krankheit.

Wettstein, Albert (Gesamtkoordinator): Checkliste Geriatrie.
Georg Thieme Verlag, Stuttgart – New York 1997.
ISBN 3–13–102411–9.
Von einer Gruppe erfahrener Autoren zusammengestellte Tabellen und Listen zur Altersmedizin; die Alzheimer-Krankheit und andere Demenzen sind angemessen berücksichtigt.

Betreuung und Pflege von Alzheimer-Kranken und anderer verwirrter älterer Menschen

Für Angehörige und Laien

Alzheimer Europe (Herausgeber): Handbuch der Betreuung und Pflege von Alzheimer-Kranken.
Georg Thieme Verlag, Stuttgart – New York 1999.
ISBN 3–13–105391–7.

Von der Pharmafirma Novartis (Novartis Pharma GmbH, Deutschherrnstr. 15, 90327 Nürnberg) kostenlos erhältliches Buch mit einer einleitenden Darstellung zu den Grundlagen der Alzheimer-Krankheit.

Alzheimer Forschung Initiative e.V.: Leben mit der Alzheimer Krankheit. Alzheimer Forschung Initiative e.V., Düsseldorf 1998. Keine ISBN; nicht im Buchhandel. Von der Alzheimer Forschung Initiative e.V. (Heinrich-Heine-Allee 53, 40213 Düsseldorf) kostenlos erhältliche Broschüre.

Bergemann, Stefanie: Die alten Eltern zu Hause pflegen. Fürsorge, Pflege und praktische Tipps für den schweren Alltag. Kreuz Verlag, Zürich 1996. ISBN 3–268–00189–0. Sehr nützliches Buch mit vielen allgemeinen Hinweisen zur Pflege alter Angehöriger, aber auch Berichten speziell zur Alzheimer-Krankheit (u.a. von Grete Wehner, der Witwe von Herbert Wehner).

Buijssen, Huub: Die Beratung von pflegenden Angehörigen. Beltz Verlag, Weinheim – Basel 1997. ISBN 3–407–21019–1. Von einem erfahrenen holländischen Sozialarbeiter geschriebenes, sehr praxisnahes Buch, in dem allgemeine Tipps zur Beratung und Unterstützung pflegender Angehöriger von chronisch Kranken gegeben werden.

Buijssen, Huub: Senile Demenz. Eine praktische Anleitung für den Umgang mit Alzheimer-Patienten. Beltz Verlag, Weinheim – Basel 1997. ISBN 3–407–21020–5. Ebenfalls sehr praxisnahes Buch desselben Autors mit praktischen Anleitungen für den Alltag.

Bundesministerium für Arbeit und Sozialordnung (Herausgeber): Pflegen Zuhause. Ratgeber für die häusliche Pflege. Bundesministerium für Arbeit und Sozialordnung, Bonn 1995. Keine ISBN-Nr.

Nicht im Buchhandel, sondern direkt beim Ministerium (Referat Öffentlichkeitsarbeit, Postfach 14 02 80, 53107 Bonn) kostenlos erhältliche Broschüre.

Fischer, Jürgen D., Günther Schwarz: Alzheimer-Kranke verstehen. Hilfen für Angehörige und Pflegende. (Nr. 17 der Schriftenreihe der Arbeitsgemeinschaft für Gefährdetenhilfe und Jugendschutz in der Erzdiözese Freiburg e.V. [AGJ]). AGJ-Verlag, Freiburg im Breisgau 1993. ISBN 3–424645–20–5. Praxisnaher kurzer Ratgeber sowohl für Fachleute als auch Angehörige und Laienhelfer.

Füsgen, Ingo: Leben mit der Hirnleistungsstörung. Ratgeber für Angehörige und Pflegende (Schriftenreihe Geriatrie Praxis). MMV Medizin Verlag und Vieweg Verlag, München 1993. ISBN 3–8208–1195–8. Kurze Übersicht zu den wichtigsten Problembereichen.

Gruetzner, Howard: Alzheimersche Krankheit. Ein Ratgeber für Angehörige und Helfer. Psychologie Verlags Union, Weinheim 1992. ISBN 3–621–27129–5. Übersetzung eines amerikanischen Ratgebers mit umfassenden Ratschlägen für die Betreuung von Alzheimer-Kranken.

Gümmer, Martina, Joachim Döring: Im Labyrinth des Vergessens. Hilfen für Altersverwirrte und Alzheimerkranke. Psychiatrie-Verlag, Bonn 1994. ISBN 3–88414–152-X. Mit vielen praktischen Beispielen angereicherte, gut verständliche Darstellung einer Krankenschwester und eines Journalisten.

Höhn, Monika: Häusliche Pflege…
und sich selbst nicht vergessen. Was
pflegende Angehörige wissen sollten.
PapyRossa Verlag, Köln 1995.
ISBN 3–89438–095–0.
Bericht einer 50-jährigen Frau über
die fünfjährige Pflege ihrer zucker-
kranken Tante, in dem jedoch ganz
allgemein die Probleme pflegender
Angehöriger – auch bei Altersdemen-
zen – im Mittelpunkt stehen.

Mace, Nancy L., Peter V. Rabins: Der
36-Stunden-Tag. Die Pflege des verwirrten älteren Menschen, speziell
des Alzheimer-Kranken. 4., erweiter-
te und aktualisierte Auflage.
Verlag Hans Huber, Bern – Göttingen
– Toronto – Seattle 1996.
ISBN 3–456–82737–7.
Sehr informatives und empfehlens-
wertes Buch einer Psychologin und
eines Psychiaters für Angehörige
und Pflegepersonal von Alzheimer-
Kranken über die unterschiedlichsten Probleme der häuslichen Pflege
mit sehr vielen praktischen Ratschlägen und Tipps.

Miesen, Bère: »So blöd bin ich noch
lange nicht!«. Was in geistig verwirrten älteren Menschen vorgeht. Informationen und Hilfe für Alzheimer-
Kranke, Angehörige, Freunde und
Pflegende.
Trias/Thieme Verlag, Stuttgart 1996.
ISBN 3–89373–331–0.
Von einem seit Jahrzehnten in der
psychogeriatrischen Altenpflege tätigen holländischen Psychologen geschriebenes Buch, das sich schwer-
punktmäßig dem »Miteinander« bei
geistig Verwirrten mit der Alzheimer-Krankheit oder anderen Demenzen widmet; ursprünglich in erster
Linie für nicht erkrankte Mitbewoh-
ner in Altersheimen gedacht.

Miesen, Bère: Leben mit verwirrten
älteren Menschen.
Trias/Thieme Verlag, Stuttgart 1998.
ISBN 3–89373–453–8.

Von demselben Autor (siehe letztge-
nannter Titel) verfasstes Buch mit
zahlreichen wertvollen Ratschlägen.

Schmitt, Eva Maria: Leitlinien zum
Umgang mit Verwirrten. Schwieri-
gen Situationen sicher begegnen
(Reihe Demenz).
Vincentz Verlag, Hannover 1999.
ISBN 3–87870–612-X.
Im Rahmen eines Berliner Projektes
entwickelte Leitlinien für Mitarbei-
ter ambulanter Versorgungsdienste,
z.B. von Sozialstationen.

Stuhlmann, Wilhelm, M. Haupt
(Herausgeber): Möglichkeiten zur Aktivierung und zur Beschäftigung demenzkranker alter Menschen.
Alzheimer-Schriften, eine Schriftenreihe der Alzheimer-Gesellschaft
Düsseldorf-Mettmann e.V., 1. Jahr-
gang, Heft 1/1991. 4. Auflage.
Mainz Verlag, Aachen 1998
ISBN 3–430085–86–0.
Sammlung von Vortragsmanuskrip-
ten verschiedener Informationsver-
anstaltungen mit praktischen Tipps.

**World Health Organisation (Divi-
sion of Mental Health), Alzheimer's Disease International und
Schweizerische Alzheimervereinigung** (Herausgeber): Alzheimer-
Krankheit. Ratgeber für betreuende
Angehörige.
Keine ISBN-Nr.
Direkt bei der Schweizerischen Alzheimervereinigung erhältliche, 1994
von der WHO (World Health Orga-
nization = Weltgesundheitsorganisa-
tion) in Genf zusammen mit der In-
ternationalen Alzheimervereinigung
in Chicago in englischer Sprache
herausgegebene und 1995 von der
Schweizerischen Alzheimervereinigung ins Deutsche übersetzte Broschüre mit grundlegenden Informationen.

Für Pflegepersonal und andere Fachleute

Böhm, Erwin: Ist heute Montag oder Dezember? Erfahrungen mit der Übergangspflege.
Psychiatrie-Verlag, Bonn 1992.
ISBN 3–88414–062–0.
Überarbeitete Neuauflage des Buches »Krankenpflege – Brücke in den Alltag« mit vielen Fallbeispielen.

Böhm, Erwin: Alte verstehen. Grundlagen und Praxis der Pflegediagnose.
2. Auflage
Psychiatrie-Verlag, Bonn 1992.
ISBN 3–88414–124–4.
Ein weiteres Buch von dem Beschreiber der »Pflegediagnose nach Böhm«.

Dierbach, Oskar: Sozialtherapie mit Alzheimer-Kranken. Ein Handbuch für die Altenhilfe.
Edition Sozial.
Beltz Verlag, Weinheim und Basel 1993.
ISBN 3–407–55764–7.
Von einem Pflegedienstleiter und Leiter des Sozialtherapeutischen Dienstes in einem Altenpflegeheim geschriebenes Buch mit vielen praktischen Empfehlungen nicht nur für Fachleute.

Feil, Naomi: Validation. Ein Weg zum Verständnis verwirrter alter Menschen. Vollständig neu bearbeitete Ausgabe mit Vicki de Klerk-Rubin.
Ernst Reinhardt Verlag, München 1999.
ISBN 3–49701513-X.
Beschreibung der Entwicklung und praktischen Anwendung der Validations-Therapie aus erster Hand.

Grond, Erich: Die Pflege verwirrter alter Menschen. Psychisch Alterskranke und ihre Helfer im menschlichen Miteinander. 8. Auflage.
Lambertus-Verlag, Freiburg im Breisgau 1996.
ISBN 3–7841–0871–7.
Von einem sowohl in der Theorie als auch Praxis der Pflege älterer verwirrter Menschen besonders erfahrenen Arzt für Innere Medizin und Psychotherapie geschriebenes Buch.

Grond, Erich: Praxis der psychischen Altenpflege. Betreuung körperlich und seelisch Kranker. Lehrbuch der Gerontopsychiatrie für Altenpfleger, Schwestern, Helfer, Sozialarbeiter, pflegende Angehörige und ausbildende Ärzte. 10. Auflage.
Reed-Elsevier Verlag, München-Gräfelfing 1993.
ISBN 3–8040–0395–8.
Standardlehrbuch der psychisch orientierten Altenpflege; für Laien streckenweise schwer verständlich.

Hartmann, Yolanda, Klaus Schoenicke, Jochen Schmidt-Schneider, Martin Trebert: Altersdemenz – Verzicht auf Leben? Therapie und Pflege auf neuen Wegen.
Fischer Taschenbuch Verlag (Geist und Psyche), Frankfurt 1992.
ISBN 3–596–10879–9.
In erster Linie für Therapeuten gedachtes Buch einer Gruppe von Psychologen, Soziologen und Sozialarbeitern; auf einem psychoanalytischen Hintergrund und der in einer Pilotstudie bei 12 Patienten gemachten Erfahrungen wird das Hauptziel in einer Stärkung der sozialen Fähigkeiten der Patienten gesehen.

Kipp, Johannes, Gerd Jüngling: Verstehender Umgang mit alten Menschen. Eine Einführung in die praktische Gerontopsychiatrie.
Fischer Taschenbuch Verlag, Frankfurt am Main 1994.
ISBN 3–596–11463–2.
Im wesentlichen für Fachleute gedachtes Lehrbuch.

Rasehorn, Helga, Eckard Rasehorn: Ich weiß nicht, was soll es bedeuten. Für ein anderes Verständnis von Verwirrtheit im Alter.
Vincentz Verlag, Hannover 1991.
ISBN 3–87870–270–1.
Auf einem Anfang der 80-er Jahre in einem Frankfurter Altenhilfezent-

rum entwickelten Programm zur Betreuung von Bewohnern basierendes Buch.

Schaade, Gudrun: Ergotherapie bei Demenzerkrankungen. Ein Förderprogramm.
Springer-Verlag, Berlin – Heidelberg – New York 1998.
ISBN 3–540–64223–4.
Nützliches Buch einer Ergotherapeutin mit vielen Beispielen und Vorschlägen zur Aktivierung Demenzkranker.

Scharb, Brigitte: Spezielle validierende Pflege.
Springer-Verlag, Wien 2000.
ISBN 3–211–83507–5.
Vorstellung eines von der Autorin entwickelten Pflegekonzeptes auf der Grundlage der Methoden und Überlegungen von Naomi Feil.

Schützendorf, Erich, Helmut Wallrafen-Dreisow: In Ruhe verrückt werden dürfen. Für ein anderes Denken in der Altenpflege.
Fischer Taschenbuch Verlag, Frankfurt 1991.
ISBN 3–596–10516–1.
Von einem in der Altenarbeit tätigen Diplompädagogen und einem Altenpfleger verfasstes Buch mit vielen Fallbeispielen aus der Praxis; es wird dafür eingetreten, zu akzeptieren und respektieren, wenn alte Menschen aus Sicht Gesunder beziehungsweise des Pflegepersonals »verrückt« erscheinen.

Schweizerische Alzheimervereinigung (Herausgeber): Unterwegs zurück. Ein dreiteiliges Lehrmittel, bestehend aus Kursleiterbuch (142 S.), Arbeitsbuch (128 S.) und VHS-Videofilm (63 Minuten).
Schweizerische Alzheimervereinigung, Yverdon 1993.
Keine ISBN-Nr.
Direkt bei der Schweizerischen Alzheimervereinigung (rue des Pêcheurs 8, 1400 Yverdon-les-Bains) für Ausbil-

dungszwecke zum Preis von 330 Franken erhältliches Materialpaket aus je einem Videofilm und Kursleiterbuch sowie 10 Arbeitsbüchern.

Sonnweid Campus (Herausgeber; Redaktion: Zöller, Brigitte): Gedanken, wie Blätter im Wind: Leitfaden für die Betreuung verwirrter Menschen.
Krankenheim Sonnweid AG, Wetzikon 1999.
ISBN 3–4521712–0-4.
Von einem Schweizer Krankenheim herausgegebener Ordner mit vielen Informationen und Tipps.

Zaudig, M.: Demenz und »leichte kognitive Beeinträchtigung« im Alter. Diagnostik, Früherkennung und Therapie.
Verlag Hans Huber, Bern – Göttingen – Toronto – Seattle 1995.
ISBN 3–456–82536–6.
Kritische Darstellung der wichtigsten und am häufigsten benutzten Untersuchungsverfahren sowie der verschiedenen Behandlungsansätze bei der Alzheimer-Krankheit und anderen Demenzen.

Zgola, Jitka-M.: Etwas tun! Die Arbeit mit Alzheimerkranken und anderen chronisch Verwirrten.
Verlag Hans Huber, Göttingen – Bern – Toronto 1989 (Nachdruck 1999).
ISBN 3–456–83397–0.
Aus dem Amerikanischen übersetztes Buch mit guten Anregungen zur Betreuung von Alzheimer-Kranken.

Zsolnay-Wildgruber, Helga: Alzheimer-Kranke und ihr primäres Bezugssystem. Grundlegende Untersuchungen für ein Kommunikationstraining pflegender Angehöriger.
Lambertus-Verlag, Freiburg im Breisgau 1997.
ISBN 3–7841–0991–8.
Doktorarbeit einer Sozialpädagogin mit Literaturüberblick und eigener Befragung von pflegenden Angehörigen von Alzheimer-Kranken.

Erlebnis- und Pflegeberichten von Angehörigen von Alzheimer-Kranken und anderen Demenzformen sowie Betroffenen

Anifantakis, Harry, Jean Tyler: Manley – Das Leben einer Familie mit der Alzheimer-Krankheit. Droemersche Verlagsanstalt Th. Knaur Nachf., München 1993. ISBN 3–426–75021-X.
Aus dem Amerikanischen übersetzte Beschreibung der Erkrankung eines 42-jährigen Lehrers und der dadurch bedingten Veränderungen im Leben seiner Familie.

Blank, Luis: Alzheimer. Gegen das Vergessen.
Gustav Lübbe Verlag, Bergisch-Gladbeck 2000.
ISBN 3–406–61448–8.
Aus dem Englischen übersetzter Bericht mit einer angeblichen Selbstheilung eines Alzheimer-Kranken durch Meiden von Aluminium und Gehirn-Joggen (mentales Training).

Demski, Renate: Die kleine Dame. Wenn die Mutter wieder Kind wird. (Bercker Senioren).
Verlag Butzon & Bercker, Kevelaer 1995.
ISBN 3–7666–9986–5.
Bericht einer Tochter über die Alzheimer-Krankheit ihrer Mutter.

Dette, Ursula: Ein langer Abschied. Der Verlauf einer Alzheimer-Krankheit.
Fischer Taschenbuch Verlag, Frankfurt 1991.
ISBN 3–596–10873-X.
Beschreibung des Krankheitsverlaufs der Mutter der Autorin über mehr als zehn Jahre von 1977 bis 1988 (die ersten fünf Jahre in der eigenen Wohnung, danach im Alten- und Pflegeheim) in Tagebuchform.

Ettengruber, Mara, Sabine Mehne: Weltenwechsel. Wenn Eltern als werden. Vom Leben und Sterben mit Alzheimer.
Books on Demand, Norderstedt 2000.
ISBN 3–89811–870–3.

Feldmann, Lili: Leben mit der Alzheimer-Krankheit. Eine Therapeutin und Betroffene berichten.
Piper Verlag, München – Zürich 1992.
ISBN 3–492–11489-X.
Sehr informatives und einfühlsames Buch einer in der Beschäftigungstherapie tätigen Mitbegründerin der Münchener Alzheimer-Gesellschaft mit Erfahrungsberichten über das Leben mit Alzheimer-Kranken.

Funke, Alex: Mit einer Alzheimer-Kranken leben. Ein Erfahrungsbericht.
Luther-Verlag, Bielefeld 1998.
ISBN 3–7858–0400–8.
Beschreibung des Krankheitsverlaufs seiner Ehefrau durch einen evangelischen Theologen.

Götte, Rose, Edith Lackmann: Alzheimer – was tun? Eine Familie lernt, mit der Krankheit zu leben. 5. Auflage.
Beltz Verlag, Weinheim – Basel 1999.
ISBN 3–407–22813–4.
Reich bebildertes Buch mit einer kurzen Einführung und knappen Begleittexten zu den Fotos der an der Alzheimer-Krankheit leidenden Mutter einer der beiden Autorinnen; enthält auch Anregungen für beschäftigungstherapeutische Möglichkeiten.

Jury, Mark, Dan Jury: Gramp. Ein Mann altert und stirbt. Die Begegnung einer Familie mit der Wirklichkeit des Todes. 4. Auflage.

Verlag J.H.W. Dietz Nachf., Bonn
1991.
ISBN 3–8012–0071-X.
Aus dem Amerikanischen übersetztes, mit zahlreichen, sehr liebevollen Fotografien ausgestattetes Buch über die Alzheimer-Krankheit des auf dem Land lebenden Großvaters der beiden Autoren.

Lüdicke, Hans: Alzheimer – der lange Abschied.
Karl F. Haug Verlag, Heidelberg 1999.
ISBN 3–7760–1756–2.
Schilderung des Lebens und der Erkrankung der Ehefrau des Autors mit vielen Details seit der Jugend.

McGowin, Diane Friel: Wie in einem Labyrinth. Leben mit der Alzheimer-Krankheit.
Droemersche Verlagsanstalt Th. Knaur Nachf., München 1994.
ISBN 3–426–75064–3.
Von einer vermeintlich an der Alzheimer-Krankheit leidenden Amerikanerin verfasstes Buch. Es ist aber wahrscheinlicher, dass die Autorin an einer anderen Störung mit eher vorübergehender und nicht stetig zunehmender Demenz erkrankt ist (unter anderem hatte sie bereits einen Schlaganfall).

Merki, Kurt-Emil, Günter Krämer: Rückwärts! Und alles vergessen. Anna und Otto Nauer: Mit Alzheimer leben.
Econ Taschenbuch Verlag, München 2001.
ISBN 3–612–26751–5.
Das Buch beinhaltet im wesentlichen die Schilderung des Krankheitsverlaufs bei der alzheimerkranken Ehefrau eines Schweizer Alt-Nationalrats.

Miller, Luree: Langsam entgleiten. Vom allmählichen geistigen Verfall meiner Mutter. Knaur Taschenbuch (Lebenslinien).

Droemersche Verlagsanstalt Th. Knaur Nachf., München 1994.
ISBN 3–426–75068–6.
Aus dem Amerikanischen übersetzte Beschreibung der vaskulären Demenz der 78-jährigen Mutter der Autorin

Rose, Larry: Ich habe Alzheimer. Ein Bericht.
Herder Verlag, Freiburg im Breisgau 1997.
ISBN 3–451–26286-X.
Aus dem Amerikanischen übersetztes, sehr lesenswertes Buch eines bei Beginn der Alzheimer-Krankheit 53-Jährigen, das durch ein abschließendes Kapitel mit Schilderungen seiner Lebensgefährtin ergänzt wird.

Schoene, Astrid: Meine Mutter hat Alzheimer.
R.G. Fischer Verlag, Frankfurt/Main 1998.
ISBN 3–89501–616–0.
Beschreibung des Krankheitsverlaufs der Mutter der Autorin, bei der die Diagnose erst recht spät gestellt wurde.

Taylor, Rhena: Als Vater mich am meisten brauchte. Die Geschichte eines langen Abschieds.
R. Brockhaus Verlag, Wuppertal 1998.
ISBN 3–417–20871–8.
Aus dem Englischen übersetztes Buch mit der Schilderung des Krankheitsverlaufs und der Pflege des alzheimerkranken Vaters einer zuvor in der Kirchenarbeit tätigen Autorin.

Vilsen, Luc: Die versunkene Welt der Lucie B. Das Leben mit meiner alzheimerkranken Frau.
Verlag Urachhaus, Stuttgart 2000.
ISBN 3–8251–7295–3.
Aus dem Holländischen übersetzter Bericht eines Mannes über seine Erfahrungen mit Pflege und Betreuung seiner Frau.

Wolfe-Konek, Carol: Daddyboy. Eine Familie im Alzheimer-Bann. Fischer Taschenbuch Verlag, Frankfurt 1996. ISBN 3–250–13001–8.

Aus dem Amerikanischen übersetztes Buch mit der gleichermaßen einfühlsamen und eindrucksvollen Beschreibung des Krankheitsverlaufs beim Vater der Autorin.

Romane und Erzählungen mit Bezug zur Alzheimer-Krankheit

Bernlef, J.: Hirngespinste, Roman. Piper Verlag, München 1989. ISBN 3–492–10963–2. Aus dem Holländischen übersetzter Roman über die Alzheimer-Krankheit aus Sicht eines Betroffenen mit sehr eindrucksvoller Darstellung der ganzen Leidensgeschichte.

Forster, Margaret: Ich glaube, ich fahre in die Highlands. Fischer Taschenbuch-Verlag, Frankfurt 1992. ISBN 3–596–10867–5. Abwechselnd aus der Perspektive der Schwiegertochter und der Enkelin einer Alzheimer-Kranken erzählter, realistischer und gleichzeitig humorvoller Roman.

Mummendey, Hanns Dieter: Claudia, Alzheimer und ich. Kriminalroman. 2. Auflage.

Neues Literaturkontor, Bielefeld – Münster 1996. ISBN 3–420591–17–8. Irreführenderweise als Kriminalroman bezeichnete Erzählung, in der der Autor nach Auffassung einer seiner Partnerinnen vermeintlich die Alzheimer-Krankheit hat.

Schillinger, Elisabeth: Das Lächeln des Narren. Eine Geschichte vom Sterben und von der Liebe. Herder Verlag, Freiburg im Breisgau 1989. ISBN 3–451–21386–9. Ungewöhnliche, poetische Beschreibung, zum Teil in Gedichtform.

Suter, Martin: Small World. Roman. Diogenes Verlag, Zürich 1997. ISBN 3–257–06146–3. Roman über einen Alzheimer-Kranken.

Bücher, Broschüren und Videos zu sonstigen Problemen

Barden, Ingeburg, Alfred Vogel, Georg Wodraschke (Herausgeber, in Zusammenarbeit mit dem Deutschen Caritasverband – Referat Ambulante Gesundheitshilfe): Der große Trias-Ratgeber Hauskrankenpflege. Praktisches Wissen zum Lernen und Nachschlagen. Wie Sie sich und dem Kranken den Alltag erleichtern. Einfach und verständlich: Handgriffe Schritt für Schritt erklärt. 8. Auflage. Trias/Thieme Verlag, Stuttgart 1998.

ISBN 3–89373–428–7. Bewährtes Standardlehrbuch zur Hauskrankenpflege.

Barden, Ingeburg, Alfred Vogel, Georg Wodraschke (fachliche Beratung): Hauskrankenpflege. Video zur häuslichen Pflege. Trias/Thieme Verlag, Stuttgart 1996. ISBN 3–89373–350–7. Das Video zum Buch.

Buchholz, Siegmar, Christiane Goerlich, Sibylle Heeg, Rolf Hirsch, Horst Laade, Robert Nagy, Fritz Schillhuber, Jan Wojnar: Stationäre Versorgung von Alzheimer-Patienten. Leitfaden für den Umgang mit demenzkranken Menschen. Band 3 der Schriftenreihe der Deutschen Alzheimer Gesellschaft e.V.
Deutsche Alzheimer Gesellschaft e.V., Stuttgart 1996.
Keine ISBN-Nr.
Bei der Deutschen Alzheimer Gesellschaft (Kantstraße 152, 10623 Berlin) zum Preis von DM 8,– erhältliche umfassende Broschüre.

Füsgen, Ingo: Harninkontinenz. Mit einer verschwiegenen Behinderung umgehen.
Trias/Thieme Verlag, Stuttgart 1994.
ISBN 3–89373–265–9.
Umfassende Informationen zu allen mit einer Harninkontinenz verbundenen Problemen.

Gratzl, Eva, Michael Bernet, Alexander Kurz: Ratgeber in rechtlichen und finanziellen Fragen für Angehörige von Alzheimer-Patienten, ehrenamtliche und professionelle Helfer. Band 2 der Schriftenreihe der Deutschen Alzheimer Gesellschaft e.V.
Deutsche Alzheimer Gesellschaft e.V., Berlin 1998.
Keine ISBN-Nr.
Bei der Deutschen Alzheimer Gesellschaft (Kantstraße 152, 10623 Berlin) zum Preis von DM 8,– erhältliche umfassende Broschüre.

Gutensohn, Stefan: Endstation Alzheimer? Ein überzeugendes Konzept zur stationären Betreuung.
Mabuse Verlag, Frankfurt am Main 2000.
ISBN 3–433050–55–3.
Vorschläge für die Betreuung von Alzheimer-Kranken im stationären Rahmen.

Neumann, Eva-Maria, S. Znak, M. Baltes, K. Tzschätsch: Selbständigkeit im Alter – ein Trainingsprogramm für Pflegende (Trainer- und Teilnehmerband).
Verlag Hans Huber, Bern 1994.
ISBN 3–456–82407–6 (Trainerband) beziehungsweise 3–456–82408–4 (Teilnehmerband).
Spezielles Programm zur Steigerung der Selbständigkeit alter Menschen.

Schwarz, Günther: Leitfaden zur Pflegeversicherung. Antragstellung, Begutachtung, Widerspruchsverfahren, Leistungen. 2., vollständig überarbeitete Auflage. Band 1 der Schriftenreihe der Deutschen Alzheimer Gesellschaft e.V.
Deutsche Alzheimer Gesellschaft e.V., Berlin 1999.
Keine ISBN-Nr.
Bei der Deutschen Alzheimer Gesellschaft (Kantstraße 152, 10623 Berlin) zum Preis von DM 8,– erhältliche umfassende Broschüre.

Sachverzeichnis